成功する自己採点式ダイエット

健康科学の立場から
リバウンドしない
セーフティダイエットを実践する

吉武　信二 ❖著

大学教育出版

はじめに

　世は21世紀。世界の中でも特に生活が豊かな先進諸国における社会問題の1つとして、肥満による心身の健康問題が挙げられます。我が国も例外ではなく、子どもから高齢者に至るまで、肥満予防への関心は非常に高いといえるでしょう。これは大変よいことなのですが、それほど健康を脅かす状態ではないのに、極端なやせ志向から自分の身体の体型に不満を持ち、必要以上のダイエットに挑戦する人々が多いのではないでしょうか？そして、その方法に間違いがあり、効果がないだけでなく、むしろ健康を害し、もしかしたら取り返しのつかないような方向へと近づいてはいないでしょうか？

　私がそんな心配をするようになったのは、女子大学で学生たちとの何気ない会話の中で、ダイエットに関する話題が出た時からでした。話を聞いていると、健康を脅かすようなあまりにも危険な方法や、明らかにリバウンドが起こりそうな方法、べらぼうに高い金額の「ダイエット商品」の利用などに対して、何の疑いもなく、かなり積極的に取り組んでいる様子がうかがえました。この背景には、書店にずらりと並ぶダイエット情報雑誌やテレビに代表されるマスメディアの報道による極端な情報提供があると思われます。もちろん、非常に理にかなった方法をわかりやすく紹介しているものもありますが、すべてをうのみにしてよいというわけではなく、そこから慎重に検討して厳選する必要があります。しかし、実態は厳しい受験戦争に打ち勝って、高い学力を持つはずの大学生が、自分の身

体のことに関しては意外と無知であることを知り、少々ショックを受けました。そして同時にこの人たちが、先生や母親になって次世代の子どもを教育、指導すること思うと、何やら危機感のようなものを感じました。

　そこで、体力や競技力を落とさずに体脂肪のコントロールをするのをめざしてきた私は、スポーツ科学の立場から健康とダイエットに関する講義を開講することにしました。するとその反響は予想以上。いつも教室は満席で、毎回配る出席カードの裏には質問や感想がびっしり……。なかには授業で話した内容を実践し、その成果を報告するものまでありました。一人でも多くの学生が、危険なダイエットに取り組むのを防ぎ、安全で効果的な方法や基礎的な身体の知識を知って欲しいという願いから始めた授業だったので、本当にうれしく思いました。

　それ以来、10年以上ダイエットに関連する講義を担当していますが、学生が提出してきたレポートで、「お母さんに教えてあげたらすごく喜んで取り組みはじめ、無理なく良い習慣を続けているうちに、気がつけば○○kg減っていました。これからも親子でセーフティダイエットに励みます」とか「もっと早く知っていれば、思春期に体調を壊さずにすんだのに残念！」などといったコメントが複数見られました。これを見て私は、大学生だけでなく、中高年の方々や、思春期の人々にも、私が提唱するこの方法が役立つかもしれないと考えるようになり、本書を執筆するに至りました。

　このように、本書は健康を維持しながら着実に、そして後々まで適正体脂肪率をキープするための方法を紹介し、少しでも多くの

人々の役に立つあるいは間違ったダイエットへの取り組みを防ぐことを主たる目的にしています。その目的の性格上、内外の文献より一般化されている理論や資料を多数引用をさせて頂きました。また、テレビ番組や雑誌などに掲載されている内容についても慎重に検討し、有効と思われる部分については参考にさせて頂きました。原著者の方々にはこの紙面を借りてご容赦願いたいと思います。その上で、本書では、ご自分の毎日の生活が効果的なダイエットという側面から見た場合に、どの程度評価できるかについて得点化することを試みました。それも複雑なものではなく、一般的によく知られている100点満点で表すと何点ぐらいになるのか？という評価です。これを名付けて「自己採点式ダイエット」としました。このダイエット法では、食事の量を減らすことや、期間を限定することはすすめていません。人間にとって食べることは人生の大きな楽しみの1つですし、この量を制限するのは非常に苦痛を伴い、結果的に反動が大きいと思われるからです。そして、私たちはダイエットに効果的な生活を1日とかある特定の期間だけで評価するのではなく、月々の平均点あるいは年間平均点というように、長いスパンで評価することが大切です。これによって、永続的に肥満を防止する効果が期待できることになります。また、個々人の事情や現状に合わせ、目標などを個別に設定できるので、自分に最も合ったダイエット法を見つける一助になり得るでしょう。さらに、平均100点（満点）をめざさないことが大切です。学科テストの点数などもそうですが、毎日100点満点を取り続けようとするのは非常にストレスを生み、一度でも100点以外を取ってしまうと、ぷっつりと緊張の糸が切れ、一気に

無気力な生活に陥ってしまうことはよくあることです。90点の日もあれば50点の日もあって良いのです。とりあえず目標は平均80点！大学の授業だとこれで"優"の成績がつきます。そしてこの良い習慣を継続することが大切です。

　本書は全部で3つの章から構成されています。初めから全部読むのが億劫な人は、とりあえず第1章と第3章だけ読んで始めて下さい。極端に言うと、巻末のチェックシートや図を見るだけでも今日からすぐに始められます。しかし、より効果的なものにするために、必ず第2章も読んで、その理論的な根拠を理解して下さい。読者の皆様が、理解して、納得して、自己採点を記録して、楽しみながら、自分に合ったダイエット方法を見つけられることを願っています。ぜひ、活用して下さい。

2007年2月

吉武　信二

成功する自己採点式ダイエット
―健康科学の立場からリバウンドしない
セーフティダイエットを実践する―

目 次

はじめに……………………………………………………………… i

第1章　やってはいけないダイエット法［知識編］……… 1

1. 短期間で効果が見えるダイエットの落とし穴！………… 2
2. やってはいけない！摂取制限だけのダイエット………… 3
   - （1）やってはいけない！　絶食ダイエット
     ―止められない摂食障害への超特急―　　4
   - （2）やってはいけない！　同じものだけ食べ続ける偏食ダイエット
     ―繰り返される恐怖のリバウンドサイクル―　　6
   - （3）やってはいけない！　薬物だけに頼るダイエット
     ―身体を切り刻む刺客―　　11

第2章　これだけは知っておきたい身体のエネルギー代謝
　　　　　［理論編］…………………………………………… 15

1. ホントにあった！食事量を減らさないダイエット法……… 16
   - （1）ダイエットする目的
     ―体重減量＝ナイスバディという先入観―　　16
   - （2）体重の構成要素
     ―洗い出されるコントロール可能な要素―　　18
   - （3）筋肉と脂肪
     ―グレードアップするエンジン排気量と拡張可能な燃料タンク―　　20
   - （4）身体のエネルギー代謝
     ―体内ナビの追跡から―　　25
   - （5）体脂肪が燃えるメカニズム
     ―部分やせを阻止する回路―　　29
   - （6）効果的ダイエット生活の条件

―皮下エネルギータンクへの出動命令― *30*

第3章　さあ始めよう！「自己採点式ダイエット」［実践編］…*55*

1. これなら続く！　10のチェック項目で自分流ダイエット……*56*

    (1) ココアを飲んだ！　＋5点

    　　（朝一番のホットココアならさらに＋5点）　*58*

    (2) 背中と両手を氷で冷やした　＋5点　*61*

    (3) 食後にブラックコーヒーを飲んだ　＋5点

    　　（砂糖を入れて飲んだ場合は－5点でプラマイ0！）　*64*

    (4) 昼寝をしなかった　＋5点

    　　（継続して16時間以上起きていた人はさらに＋5点）　*68*

    (5) 入浴は夕食後にした　＋5点

    　　（夕食後4時間以上起きていた人はさらに＋5点）　*70*

    (6) 夜食しなかった　＋5点

    　　（一日を通して間食をしなかった人はさらに＋5点）　*73*

    (7) お酒を飲まなかった　＋5点

    　　（就寝直前にお酒を飲んだ場合は－5点）　*77*

    (8) たばこを吸わなかった　＋5点

    　　（1日に20本以上吸った人は－5点）　*80*

    (9) バランスの良い食事をした　＋10点　*83*

    (10) 効果的な運動をした　＋5点

    　　（運動の仕方によって＋5～＋30点）　*86*

2. めざすは年間平均80点、大学の「優」ランク……*91*

資料編　ダイエット実施関連　事例報告集……*93*
主要参考文献・資料……*108*
付録　自己採点式ダイエットチェックシート［12か月分］……*113*
あとがき……*141*

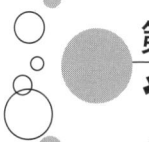

第1章
やってはいけない
ダイエット法［知識編］

1. 短期間で効果が見えるダイエットの落とし穴！

　毎年春先になると決まって新登場する様々なダイエットグッズ。メディアの波に乗って爆発的な売れ行きを見せます。ところが、同じグッズは翌年春にはあまり流行らないものが多くあります。これが何を意味するのでしょうか？

　同じように、書店では「××日で○○kgやせる方法」などといった意味の情報雑誌がずらりと並び、やはりコンスタントに売れていきます。しかし、中にはその続きである「○○kgやせた後、どうなった」といったことが記されていないことがあります。もしかしたら、○○kgやせた後、○○＋αkg太っているかもしれません。そもそも、減った重さの中身は本当に体脂肪なのか、はたまた単に一時的に水分が減っただけなのか？　また、リバウンドの心配はないのか？　など、不明の点も多くあります。

　近年、効果的なダイエット方法については、人々の関心の高まりとともに、多くの人が様々な方向から研究を進めています。しかし、短期間に効果が現れて、それが長期間継続するというようなすばらしい方法は、未だ存在していないといえるでしょう。短期間ダイエットの効果は短期間しか持続しないのが基本です。それどころか、短期間で効果が見えるといわれる方法の中には、実際には体脂肪減少の効果がほとんどないものや、たとえ効果が現れたように見えても、その後に深刻な健康障害をもたらすリスクが高いものが多いということを認識する必要があります。

ところが、こういったリスクの高い、短期間で効果が見えるダイエットに取り組みやすい現状があります。例えば、受験勉強を乗り越えて、見事志望校に合格した大学生。受験勉強中はどうしても運動不足になりがちだったので、入学時にはかなり体重も増えてしまった。このまま夏になったら、おしゃれな洋服を着たいのに、少々体型が気になる。ということで、「よしっ！　春から夏までにやせよう！」と考える人は案外多いようです。しかし、これがきっかけで、深い落とし穴にはまっていってしまう人も多いのです。そして、今やこの現象は、成人だけでなく、中学生や小学生といった年齢にも広がりつつあり、無謀なダイエットに取り組んだために、取り返しのつかないダメージを心身に与えてしまう事さえあります。

　そこで、どうすればよいのかということになりますが、その前にどうして短期間で効果が期待できるダイエット方法が気をつけなければならないかについて、説明した方が理解しやすいと思いますので、「やってはいけないダイエット方法」の方から事例をあげて説明したいと思います。

2. やってはいけない！　摂取制限だけのダイエット

　ダイエット（diet）という言葉は、現在「体重の減量」という意味で一般化されているようですが、本来は「食事」を意味します。実際に、体脂肪のコントロールを試みる上で、「食事」は重要な要素といえます。しかし、太る原因は「食事」だけではありません。朝起きてから夜寝るまで（厳密には次の朝起きるまで）の生活すべてが

全体的に関わっています。それなのに太る原因は、摂取カロリー＞消費カロリーというバランスになっているからだと単純に考えて、摂取カロリーだけを減らし、エネルギー消費の方を考えないダイエットは様々な危険をはらんでいます。具体的に、どのような危険があるのかを見てみましょう。

(1) やってはいけない！ 絶食ダイエット
　　―止められない摂食障害への超特急―

　食事を減らして、あとは普段どおりに過ごせばやせるだろう、と単純に考えて、1食抜いたり、期間を決めて絶食したりするダイエットに取り組むと、身体の中ではどのようなことが起こるでしょうか？

　人間の身体は、自律神経という神経の働きによって、空腹やのどの渇きを感じ、脳から身体に対して必要なエネルギーや適切な水分を補給するよう指令を出しています。そして反対に、エネルギーや水分が満たされたと感知した場合には、脳の満腹中枢を刺激して、それ以上食物や水分を受け付けないように指令を出します。これは人間の身体が良好な状態を維持する上で、非常に重要な機能であり、日夜絶妙のバランスを保ちながら働いています。

　しかし、急激で極度のストレスや継続的なストレスを受け続けると、この絶妙のバランス機能が正常に働かず、誤動作を起こすようになります。例えば、強い意志で絶食や極端な食事摂取制限を続けると、これは非常に大きなストレスとなります。やがてストレスは自律神経の誤動作を引き起こし、身体はエネルギーを補給しなけれ

ばならない状態なのに、空腹感がまったくない。逆に満腹感でいっぱいなために、食物を受け付けない。無理に食べたとしても胃が受け付けず、すぐに嘔吐してしまう。といったことが起こるのです。こうなってしまうと、見る見るうちに栄養不良となり、非常にやっかいなことになります。「目標とする体重には到達したのでダイエットは中止、さあ普通に食べよう！」と思っても、お腹が空かない。食べても全部もどしてしまう。その結果、加速的に体重は減少していく。そしてこの状態が止められない場合は、衰弱死してしまうことさえ起こるのです。これがいわゆる拒食症の代表例です。

　ここでもう1つ、これとよく似た過食症の例を紹介しましょう。「目標とする体重には到達したのでダイエットは中止、さあ普通に食べよう！」という状態までは上の例と同じですが、拒食症と違うのは空腹感もあり、たくさん食べられるという点です。しかし、やはり自律神経の誤動作により満腹中枢が正常に動作しない関係からか、こちらは食べても食べても満足しない。そのうちに、胃が機能をストップして、一気にすべて戻してしまう。結果的は、拒食症と同じで加速的に体重は減少していく、という状態になります。これらは摂食障害と呼ばれるものの代表ですが、最近では拒食症よりも、むしろこちらの過食症が多い、という話をある心理学の先生がされていました。その話で思い出したのが、先日私が妻と食べ放題のレストランに行った時のこと。隣のテーブルに一人、小柄で見るからに細身の女性が来たのですが、私と妻の2人分を超える量の料理を大皿に山盛りついできて、あっという間に食べ切ってしまったのです。驚いて思わず横目で見ていると、突然すーっと席を立ち、お手

洗いに。10分ほどして席にもどると、再び先ほどと同じぐらいの量の料理を取りに行き、また一気に平らげる。そしてまた席を立ってお手洗いに……。この女性はこれを3～4回繰り返して店を出て行きました。私は学生時代から体育会系クラブに所属し、その集団の中でも早食いで大食いの方だったのですが、その私が食べる数倍の量の料理が短時間で一気になくなったのを見て、驚きを隠せませんでした。本人に確認したわけではありませんが、状況から見てこれは過食症を疑うのに十分だと感じました。いずれにしても、非常に怖い病気です。ダイエット関連の事故やニュースの中に、考えられないほどの低体重になって命を落としてしまったというのを聞いて、「どうして途中で止めなかったの？」と言う人がいますが、止めたくても止められなかった、という状況だった可能性もあります。

したがって、「ちょっとの間だけ」「つらくなったらすぐやめればいい」という安易な気持ちで絶食ダイエットに取り組むのは、絶対に避けるべきだということを、心にとめておいて頂きたいと思います。

(2) やってはいけない！　同じものだけ食べ続ける偏食ダイエット
　―繰り返される恐怖のリバウンドサイクル―

先に記したように、絶食や極端な摂取制限は大きなストレスを生むことから、摂食障害にまで陥ってしまう人は、どちらかというとダイエットへの思いがことのほか強く、その上非常に意志が固い人に多いようです。逆に言うと、過剰なストレスに耐え切れず、むしろ途中で挫折してしまう人の方が、深刻な事態に陥らなくてすむと

いうわけです。しかし、たとえ摂食障害に陥る前にダイエットを中止しても、これはこれで大きな問題を生じる可能性が高いのです。そして、これは一昔前に流行した「こんにゃくダイエット」「みつ豆ダイエット」などに代表される、同じものだけを食べ続けて短期間にやせるのを狙った偏食ダイエットと同じような問題が起こりますので、これらをまとめて説明しましょう。

　絶食と偏食では、満腹感を満たすか満たさないかという点で違いがあり、絶食よりも偏食の方がまだダメージが少ないように思えます。しかし、どちらも摂取カロリーが著しく低い状態を作り出すという点では共通しています。そして、これが大きな問題、すなわちリバウンドの原因となるのです。ここで、リバウンドが起こる仕組みを図1と図2で説明します。

　図1は一般的によく知られていることで、摂取カロリー＝消費カロリーであれば太りもやせもしない、摂取カロリー＞消費カロリーであれば余ったエネルギーが脂肪となって太る、逆に摂取カロリー＜消費カロリーであれば体内の脂肪が燃焼されてやせる、ということを示したものです。これに対して図2は、極端に摂取を制限することだけで（図1の）脂肪減量の状態にした場合、初めのうちは脂肪が減っていく（図2－左端図）ものの、身体の防御反応によって消費カロリーが小さくなってしまうため（図2－真中図）、このダイエットを終了してもともとの摂取カロリーに戻した時に、結局図1の脂肪蓄積状態と同じ状況（図2－右端図）になってしまうことを示したものです。これがリバウンドの第一歩になるわけですが、なぜこのようになってしまうのでしょうか？

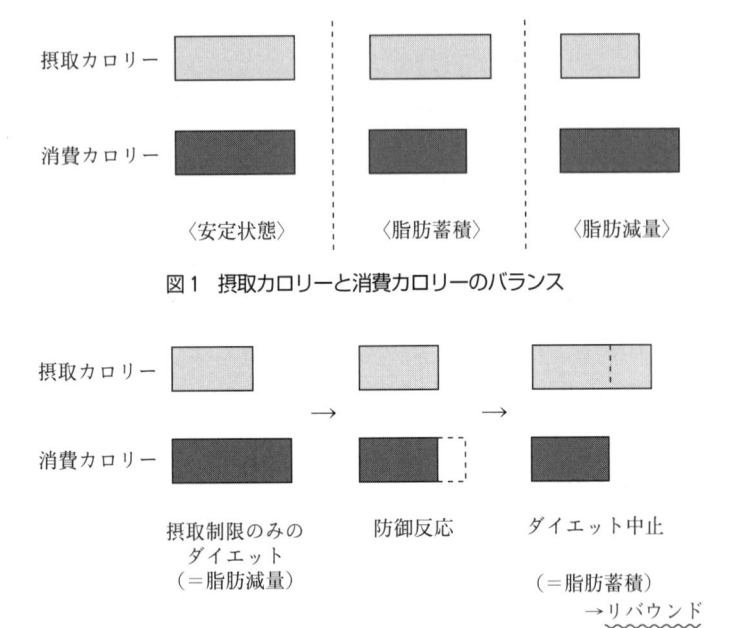

図1 摂取カロリーと消費カロリーのバランス

図2 リバウンドの起こる仕組み

　人間の身体は常に健康体を維持しようと絶えず変化しています。特に、摂取カロリー＜消費カロリーの状態が極端であったり長期に及ぶ場合、身体は生命維持に危機を感じとります。すると、図2のように、身体防御反応の1つとして、摂取カロリー＝消費カロリーに近づけようと、消費カロリーの方を減らそうとするのです。

　ここで、この消費カロリーについてですが、人間のエネルギーは大きく分けて、活動代謝と基礎代謝の2つによって消費されているということを、ぜひ知っておいてもらいたいと思います。

　活動代謝というのは、運動などの身体行動によってエネルギーが

消費されるものをさし、日常生活上での身体活動や運動習慣と密接な関係があります。つまり、日常の身体活動量が多ければ多いほど、この活動代謝は大きくなるわけです。これに対して基礎代謝は、人間が生命を維持するために最低限必要な、脳、筋肉、臓器などへのエネルギー供給などによってエネルギーが消費されるものをさし、全身の筋肉の量や、体温の高さなどと密接な関係があります。(一般には目が覚めている状態で、安静にしている時の消費エネルギーを表す安静代謝と同じ意味で使われることが多いようです＜一般に成人で1,500kcal/日程度といわれていますが、個人差が大きいことも知られています。＞)。つまり、身体の筋肉量が多い人や、新陳代謝が活発な人、日頃から体温が高い人などは、総じてこの基礎代謝が多くなるわけです。なぜなら、筋肉は運動時だけでなく安静時もその量を維持するのに多くのエネルギーを使いますし、新陳代謝や体温の維持にも大きなエネルギーが要るからです。そしてこの基礎代謝量が多いということは、安静にしていてもエネルギーを消費する量が多いわけですから、当然余ってくるエネルギーも少ない、つまり「太りにくい」、「脂肪がつきにくい」状態ということです。

　身体が生命維持に危機を感じ、消費カロリーの方を減らそうとする場合には、この活動代謝と基礎代謝の両方を減らそうとします。具体的に、活動代謝においては、倦怠感やだるさを身体に感じさせることで活動意欲を低下させ、エネルギーの消費を極力抑えようとします。また、基礎代謝においては、あまり使用していない筋肉や骨などの量を減らしたり、体温の上昇を最小限に抑えようとします。この結果、消費エネルギーが減って、より少ないエネルギーで生命

が維持できるようになるのです。

　さて、ここで問題となるのが、基礎代謝量の低下です。活動代謝量の低下の方は、倦怠感やだるさが改善されれば、減っていた活動量がある程度自然に増えていきそうです。しかし、筋肉などが減ってしまった分については、新たにトレーニングなどで意識的に鍛えないと、なかなか元にもどりにくいのです。その結果、図2に見られるように、本人としては普段の摂取カロリーに戻しただけという意識であっても、主に基礎代謝量の低下によって減ってしまった消費カロリーとのバランスがとれなくなり、図1の脂肪蓄積状態と同じ状況になりやすいというわけです。

　絶食や偏食ダイエットを試みた場合、比較的短期間で確かに体重は減少し、体脂肪量も減ります。しかし、同時に筋肉量なども減り、基礎代謝量の低下を招きやすくなっています。そしてこれらのダイエット方法は、長期間にわたって続けられるものではなく、いずれは中止する時がやってきます。その時に、ダイエットする前と同じ食事量に戻しても、基礎代謝量が低下した分、消費エネルギーが減ってしまっていますので、エネルギーが余ってくる。すなわち図1の＜脂肪蓄積＞状態と同じ状況になってしまうのです。こうなると、特に食べ過ぎていなくても、毎日オーバーカロリーの状態が続くことになります。結果的に、ダイエットでせっかく減った体重や体脂肪は元に戻り、さらに失った筋肉などを鍛えて元に戻さないでいると、ダイエット開始前よりも体重、体脂肪量とも増えてしまうということになります。これが典型的なリバウンドなのです。そして、不幸なことに、これだけではすまないことも少なくありません。

「一度ダイエットがうまくいったのに、また元に戻ってしまった。いや、ダイエット前よりむしろ太ったかも……？」ということで、再び絶食や偏食ダイエットを始めると、1回目よりもさらに大きな基礎代謝量の低下を招き、今度は2回目開始時よりも体重、体脂肪が増える結果を招きやすくなります。そして、ダイエットをすればするほどやせにくい、太りやすい身体になっていくという、恐怖のリバウンドサイクルに陥ってしまう可能性が高いのです。

したがって、絶食だけでなく、偏食も安易に取り組んではならない方法であることを、みなさんに知ってもらいたいと思います。

(3) やってはいけない！　薬物だけに頼るダイエット
　　―身体を切り刻む刺客―

タイトルを見ただけで、やってはいけないことはおわかりだと思いますが、それでも実際に安易に取り組もうとする人々が存在するので、念のため説明しておきたいと思います。

ダイエットを目的とした薬は、飲み薬から塗り薬に至るまで、様々な種類がありますが、まったく医学的な根拠がないものも少なくありません。これを使用したために、健康を著しく害したという例も多くあります。また、これらの薬はたいてい高価なものが多く、身体的なダメージがなくても、金銭的に大きなダメージを負うこともあります。いずれにしても、うまい宣伝文句につられてよく検討もせず、安易に使用するのは避けた方が賢明です。

また、本来はダイエットのために作られたものではない薬で、比較的簡単に手に入るものがありますが、これをダイエットに効果が

あると誤解して連用すると、非常に危険な事態を招く場合もあります。例えば、便秘薬として市販されている下剤などがそうです。確かに便秘はあまり身体によいものではないので、それを改善する目的で適量の下剤を使用するのは問題ありません。しかし、便秘しているわけでもないのに、これを常用していくと様々な深刻な事態を引き起こします。下剤を飲むと、確かに短期間で体重が減り、ダイエットに効果があったように見えます。しかし、これは体内の老廃物と一緒に大量の水分が排出された結果、体内の水分量が減った事による体重の減少で、体脂肪が減ったわけではありません。だから、水分を補給すればすぐに元の体重にもどるのが普通です。ところが、体重計の目盛りが減少した事実だけに目を奪われ、これをやせたと思い込んでしまい、さらに下剤の服用を続けてしまう人がいるのです。こうなると、水分の補給が追いつかず、見かけ上は元の体重より減った状態が続くことになりますが、同時に体内では水分不足状態が絶えず続いているということになります。この水分不足の長期化は、肌荒れや脱水症状による体温調節機能の低下を引き起こす他、血液の濃縮化によってできた血栓が血管を詰まらせて、心筋梗塞や肺塞栓症といった深刻な疾病の原因にもなります。また、下剤によって失われた大量の水分には、筋肉の活動に不可欠である電解質も含まれていますので、筋けいれんなどが頻発し、ひどい場合には筋肉が停止して動かなくなってしまうこともあります。もし、心筋が停止してしまうと、一刻を争う生命の危機にさらされてしまうことになるのです。

　このように、市販されている薬でさえ、正しく使用しないと取り

返しのつかない事態を引き起こすことがあるので、まず「身体にとってどうなのか」ということをしっかり考えることが大切です。重度の肥満など、あくまでも医療的なサポートが必要だと医師が判断した場合には、適正に処方された薬を医師の監督の下で連用することも必要ですが、人の噂や見かけの効果、安易な気持ちで「ダイエットに効く薬」に手を出すのは絶対に避けましょう。

　以上、「やってはいけないダイエット」の様々な例と、その影響を示してきましたが、結局のところ「やってはいけないダイエット」は「やり始めてもいけないダイエット」であることがわかって頂けたと思います。つまり、間違った方法で取り組むぐらいなら、初めからやらない方がずっとよいのです。では、いったいどう取り組めばよいのでしょう？

　これまでの話をまとめると、消費活動、つまり消費エネルギーを無視してダイエットを考えても成功はあり得ない！　ということと、身体の仕組みを知らないで、むやみに努力するのは危険！　ということがわかると思います。言い換えると、身体のエネルギー代謝の仕組みを知り、消費活動を含めたダイエットが必要だということになります。そこで次の章では、身体のエネルギー代謝の仕組みを中心に解説し、本当の意味でのダイエットには、いったい何が必要なのかを考えていきたいと思います。これらを理解して初めて、健康を害さず、リバウンドしない、セーフティダイエットを実現することが可能となるのです。目先の小さな変化にとらわれず、できるだけ多くの人が、このことに早く気づいてくれることを願っています。

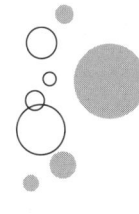

第2章
これだけは知っておきたい
身体のエネルギー代謝
［理論編］

1. ホントにあった！ 食事量を減らさないダイエット法

　前章で述べましたように、一時的に通常の食事量を減らして体重を減らしたとしても、永久にその減らした食事量での生活を続けない限り、多かれ少なかれリバウンドが起こることは理解して頂けたと思います。となると、一般的には初めから食事量を減らさないダイエットを考える方が、賢明だということです。もちろん、標準的とされる摂取カロリー量を大幅に上回っているような、明らかに食べ過ぎという人は、食事量を減らすことも必要になりますが、その場合でも標準的な摂取カロリー、すなわち今後一生にわたって続けても支障のない食事量を下回るような制限は避けるべきです。原則として食事量を減らさない、「そんなダイエットあるの？」という疑問がわく人も多いでしょう。でも実はそれがあるのです。そして、これこそがリバウンドしない、安全で確実なセーフティダイエットなのです。これを確実に自分のものにするためには、身体の基本的な仕組みや理論的根拠について、最低限の知識が必要となります。ちょっと難しい表現が出てくるかもしれませんが、大学の講義に出席しているような気持ちで読んで頂けると幸いです。

(1) ダイエットする目的
　　―体重減量＝ナイスバディという先入観―
　まず、ダイエットする目的を今一度確認してみましょう。ダイエットしたい人が、本当に欲しいものは何でしょうか？　とにかく

単に体重計の示す目盛りが減ることでしょうか？　だとしたら、水分を控えて汗をかけばすぐに数 kg 減ります。例えばボクシングや柔道の選手が、より軽量の階級で試合に出場する目的であれば、一時的に検量の時だけ著しい水分不足状態にするだけで、短時間に数 kg の減量が可能です。しかし、こうして実現した減量では、身体が引き締まって体型・スタイルが良くなるという効果は期待できません。でもそれでよいのです。なぜならこの人たちは、有利な条件で試合をすることが目的であり、美しいプロポーションを手に入れることが目的ではないからです。そして検量にパスした後、十分な食事と水分を摂取してから試合に臨むのが一般的なので、実際には定められた階級クラス以上の体重で戦っていることもあるのです。

　一方、極端に食事制限をして、寝たきりの状態（ベッドレスト）を続けていると、大きく体重が減ることがあります。しかし、これは運動不足によって、主に骨や筋肉が減ったことによってもたらされた体重の減少であることが考えられ、意外と脂肪量は減っていない場合があります。また、ベッドレストの実験研究によると、骨からカルシウムが溶け出し、骨量が減ったという報告もあります。いずれにしても、このような方法で生じた体重の減少は、少なくとも美しいプロポーションや健康的な身体をもたらさないことは確かだと思われます。したがって、もし健康な身体や、バランスのとれた体型を目的としているなら、これらの方法では仮に体重が減ったとしても、本来の目的を達成することはできません。

　これらの例からおわかりのように、体重減量＝ナイスバディとは限らないということを、まず知って頂きたいのです。そして、ダイ

エット成功の可否を体重計の示す目盛りだけで判断するのは非常に危険であり、個々の目的を達成するためには、減った体重の中身が重要であることと、ダイエットの目的によってその方法は異なることをぜひご理解下さい。

(2) 体重の構成要素
―洗い出されるコントロール可能な要素―

体重は、簡単に測定できる身体指標なので、身体の状態をチェックする上で非常に有用なものだと思われます。しかし、これを構成している中身は実に多種多様であり、絶えず一定のもの、絶えず変化しているもの、個人差が大きいものなどを含んでいます。そこで、これらの要素を整理して見てみましょう。

表1は、体重の構成要素について、その増減を自分の意志でコントロールできるかできないか、および容姿と関係があるかどうかという点から整理したものです。これを見ればよくわかると思いますが、体重の中身は容姿に関係がある筋肉や脂肪の他に、自分ではどうにもコントロールすることができない組織や血液の量、あるいはコントロールはできるが容姿にほとんど関係のない水分などがあります。これを全部合わせた合計が、みなさんおなじみの体重なのです。しかも、この体重の大部分（約60～70%）は容姿に関係のない体水分（体液と水分）といわれていますので、発汗や食事でこの水分が変化すると、体重の増減に大きく影響します。例えば500mlのペットボトル1本の水かジュースを飲むと、その瞬間500g体重は増えるわけです。また、一度排尿すると100～200ccの尿が失われ

ることにより、100～200g体重が減ります。よく前の日と比べて体重が500g減っていると「1日で500gやせた！」と喜んでいる人を見かけますが、「体重が減った」ということは事実でも、「やせた」かどうかは非常に疑わしいと見るべきです。毎日厳しく水分の摂取量と消失量をチェックしている人は少ないと思われますので、一般的には1～2kg程度の増減は、水分の増減ですぐに変化するものであることを覚えておいて下さい。

さて、そうなると自分の意志でコントロールできるもので、しかも容姿に関係があるのは筋肉と脂肪だけということになります。言い換えると、健康や美しいプロポーションの獲得が目的のダイエッ

表1　体重の構成要素

身体組織	自分の意志でコントロール	容姿に関係
骨・靭帯	基本的にできない	なし
組織（臓器・皮膚・体毛）		
体液（血液・リンパ液）		
老廃物…食事で増え、排便で減る	できる	ほとんどなし
水分……食事・飲水で増え、排尿・発汗・呼吸で減る		
筋肉……運動・トレーニングで増え、不使用で減る		あり
脂肪……過剰栄養で増え、運動・代謝で減る		

トでは、筋肉と脂肪の量をコントロールすることがカギであり、真の目的であるということです。体重については、そのコントロールした結果として、多くの場合は減ることになりますが、必ず減るというわけではありません。明らかに体型は引き締まったのに体重は減らない、むしろ増えることさえあります。この場合、体重が減らなくてもダイエットは成功なのです。よって、体重の増減だけで一喜一憂することは、考え直した方がよいでしょう。

(3) 筋肉と脂肪
―グレードアップするエンジン排気量と拡張可能な燃料タンク―

　筋肉と脂肪をどのようにコントロールすれば美しいプロポーションが手に入るかということを知るためには、まずこの両者の特徴を知る必要があります。以前、大学生たちの会話を聞いていて、「私、最近体重が増えてさあ〜。それに運動しなくなったから、昔つけた筋肉が全部脂肪に変わっちゃったの。こんなことになるなら、あまり筋肉つけるんじゃなかった〜」という話を小耳にはさみました。いうまでもなく、これは大きな誤解です。筋肉と脂肪は化学的な構成要素がまったく違うので、筋肉がそのまま脂肪に変化したり、あるいはその反対になったりすることは絶対にあり得ません。このように、厳しい受験戦争に打ち勝って、高い学力を持つはずの大学生ですら、自分の身体のことに関しては意外と無知であることも少なくありません。そしてこの人たちが、先生や親になって次世代の子どもを教育、指導することを考えると、少々危機感を感じました。というわけで、もうすでに多くの方々がよくご存じのこととは思い

ますが、念のためこの筋肉と脂肪の特徴について説明しておきたいと思います。

　筋肉は、運動やトレーニングによって肥大し、その量が増えます。そして、筋肉が増えると基礎代謝量が増えます。これは、筋肉が増える前と比べて、大きくなった身体を維持するために、それだけ多くのエネルギーを必要とするようになるからです。その結果、特に運動をしなくても、以前よりたくさんのエネルギーを消費する身体になります。これに加えて運動をすれば、以前より大きな力が出せるため、体力や運動能力が向上する上に、さらに大きなエネルギー消費が期待できます。つまり、「強くて、太りにくくて、やせやすい身体」が手に入るということです。また、筋肉が増えたことによってたとえ体重が増えても、これが原因で病気になることはめったにありません。そして機能的な面だけでなく、見た目にも身体が引き締まって見えるので、美しいプロポーションを望む人にとって、まさにいいことずくめだといえます。「そんなに筋肉をつけたらムキムキになって、かえって醜い体型になるんじゃないかしら？」と心配する方もおられるかもしれませんが、よほど特殊で専門的なトレーニングを行って、大量に肥大させない限り、ボディビルダーのような筋肉にはなりません。特に女性の場合は、筋肉を増加させるホルモンの分泌能力が男性に比べて低いので、なおさら筋肉モリモリにはなりにくいのです。また、身体の表層部だけでなく、身体内部にも筋肉はありますので、こちらを肥大させる分には表に見えることはありません。よって、筋肉は多ければ多いほど良いというのが基本と考えてよいでしょう。逆にこの大切な筋肉、実は使わずに

放っておくと萎縮してしまうのです。ですから、そうならないようにできるだけ普段から動かしておくこと、すなわち継続的な運動が必要となるのです。これらの特徴から、筋肉は健康や美しいプロポーションの獲得を目的としたダイエットに対して、効果的に働くことがわかります。反対に、るい痩体型の人で、もう少し太りたいと思っている人にとっても、がっちりとした体格を手に入れる上で筋肉は欠かせません。というわけで、やせたい人も太りたい人も筋肉を充実させ、それを維持していくことがいかに大切であるか、そして筋肉を減らしてしまうダイエットがいかに非効率であるかを、もう一度ここで認識しておきましょう。

一方、今や悪名高くなってしまった脂肪ですが、これも人間の身体にとって非常に重要な役割を担っています。太古の昔、必ずしも安定した食糧供給がなかった時代に、何日も食べなくても人類が滅びずに今日まで栄えてきたのは、人間が身体に脂肪を蓄えられる能力をもっていたからだといわれています。脂肪はいわば生命活動のための、非常に性能の良い燃料および燃料タンクの役割を果たしているのです。ところが、飽食の時代ともいわれる現代の先進諸国においては、生命活動用燃料である脂肪を、皮下脂肪として固体化することでほぼ無限に蓄えられるこの能力があだとなり、生活習慣病を引き起こしたり体型を崩すという皮肉な結果になっています。しかし、本来は人間にとって必要不可欠なものであり、少なくとも悪者ではありません。

体脂肪は、血液中に存在する血中脂肪と、それを合成させて固体

化した皮下脂肪に分けられます。この皮下脂肪は少ない体積で大量のエネルギーを保存できる上に、体外からの衝撃や温度差の緩和に貢献しています。また、女性の場合、極端に体脂肪率が少なくなると、月経異常が起こるといわれています。これらのことから考えると、体脂肪は少なければ少ないほどよいというわけではなく、個々人にとって適切な量を維持していくことが大切であるといえます。

　さて、これまで説明してきたこの筋肉と脂肪を、今度は並べて比較してみましょう。今、ここに同じ大きさ（体積）の筋肉と脂肪のかたまりを持ってきて、重さを比べてみたとします。筋肉は脂肪より密度が大きいので、筋肉の方が重いことがわかるはずです。あり得ないことですが、もし先ほどの学生が言っていた「筋肉が同じ大きさの脂肪に変わった」ということが起こったとしたら、その人の体重は減っているはずです。逆に言うと、ある大きさの脂肪が減って、同じ大きさの筋肉が増えた場合、身体は引き締まったのに体重が増えるということが起こり得るということです。また、この2つのかたまりを水の中に落としてみると、筋肉は沈み、脂肪は浮きます。この原理を利用したのが水中体重秤量法という身体組成の推定法です。脂肪が多く身体についている人ほど水中体重は軽くなり、少ない人ほど重くなるのはこのためです。

　また、筋肉と脂肪との相互関係については、少し乱暴な例えかもしれませんが、関係を理解しやすいので、人間の身体を自動車に例えて説明します（表2）。

表2　身体と自動車の機能比較

筋肉＝エンジン本体	筋肉量＝排気量
脂肪＝燃料（ガソリン）	血中脂肪＝ガソリン 皮下脂肪＝（補助タンク内の）予備的なガソリン

　身体を自動車に当てはめると、筋肉は活動において力を出す源なので「エンジン」にあたり、その量は馬力を示す「排気量」にあたります。一方、脂肪の中で血中脂肪は筋肉を動かすためのエネルギー源の1つですので「ガソリン」にあたり、皮下脂肪は血中脂肪が不足した時にいつでも補充できるものですから、「トランクに積んである補助タンクに入っているガソリン」とでもいえましょうか。

　自動車で排気量の大きい車は、馬力があって心地よく走る反面、あっという間に燃料が減り、総じて燃料費が高くつきます。また、走らずにエンジンをかけて停車しているアイドリング状態でもどんどん燃料が減っていきます。これは、筋肉量の多い人が、筋力に優れているため大きな力が出せ、少し動くだけで大きなエネルギーを消費して活動代謝が大きいことと、特に運動しなくても、生命を維持するだけで、エネルギーがどんどん使われ、基礎代謝が大きいことに似ています。反対に、排気量の小さい車は、上り坂や、重い荷物を積んだ時に非常に動きにくいけれども、あまり燃料は減らず、総じて燃料費は安くつきます。長い距離を走っても、なかなか燃料切れを起こさないし、アイドリング状態でも大きな排気量の車に比べると、燃料の減る量は少なくてすみます。これは筋肉量の少ない人が、非力である上にたくさん運動したにもかかわらずあまりエネ

ルギーを消費せずに活動代謝が小さいことと、少ないエネルギーで生命を維持できるため基礎代謝が小さく、摂取したエネルギーが余りやすいことに似ています。さらに、排気量の小さい車で余った燃料を補助タンクに入れてトランクに積み込んでいくと、車の重量は増えて排気量は変わらないので、ますます動きにくくなります。これが、余ったエネルギーを固体化し、必要以上に皮下脂肪へと転換した人間の身体、すなわち肥満と非常によく似ています。

　こう考えると、効率の良いダイエットをするのに、排気量の小さい自動車のような身体で長く走り続けるよりも、排気量の大きい自動車のような身体を作った方が、あらゆる面でよいことがわかります。現実の自動車は、低燃費で燃料を消費しない車の方がありがたくて人気ですが、食糧難にさらされたり雪山で遭難する可能性が少ない先進諸国における人々の身体は、少々燃費が悪くても、馬力のある高級外車のような身体を作る方がよいでしょう。この高級外車で毎日給油し、積んでいる補助タンクは非常時の最低限度だけというのが、多くの人々がめざす理想の身体ではないでしょうか。

　この筋肉を増やし、脂肪をやや低めに抑えて一定に！ということを実現するために、生活の中で具体的にどうすればよいのか。これを、身体のエネルギー代謝の仕組みから考えていきましょう。

(4) 身体のエネルギー代謝—体内ナビの追跡から—

　身体のエネルギーはどのように摂取され、どのような道を流れていき、最終的にどのように使われるのか？　また、蓄えられるのか？　これを知れば、先ほど触れた効率よいダイエットのために、

生活の中でどうすればよいのかが見えてきます。そして納得してダイエットに取り組めるようになるでしょう。

　図3は、身体中のエネルギー代謝の仕組みをモデル化したものです。食事によって摂取された栄養素別にその流れを見ていきましょう。

　まず、無機塩類とビタミンですが、これらは体内の様々な代謝をスムーズに進行させる役割を担っています。ちょうど先ほどの自動車の例でいうと、エンジンオイルにあたります。また、身体の中で筋肉になったり脂肪になったりはしません。エネルギー源にもならないのです。ですから、摂り過ぎても太ったり、体型が崩れる心配はありません。逆に不足すると、代謝がスムーズに行われなくなるのでダイエットにはマイナス要因となります。したがって、基本的には摂り過ぎることを気にせず、十分な摂取を心がけることが大切です。

　次にタンパク質ですが、血液中でアミノ酸になります。これは皮膚や髪の毛から組織に至るまで、人間の身体を作る基本的な材料にあたります。図からわかるように、代謝を高める筋肉の源でもあり、脂肪が増える原因にはほとんどなりません。ですから、摂り過ぎても脂肪がつく心配はありません。逆に不足すると、筋肉量が減少する可能性があるので、ダイエットにマイナス要因となります。したがって、これも基本的には摂り過ぎることを気にせず、十分な摂取を心がけることが大切です。

　さて、あと残っているのは脂肪と糖質です。この2つについては、摂り過ぎるといろいろ不都合なことが出てきます。

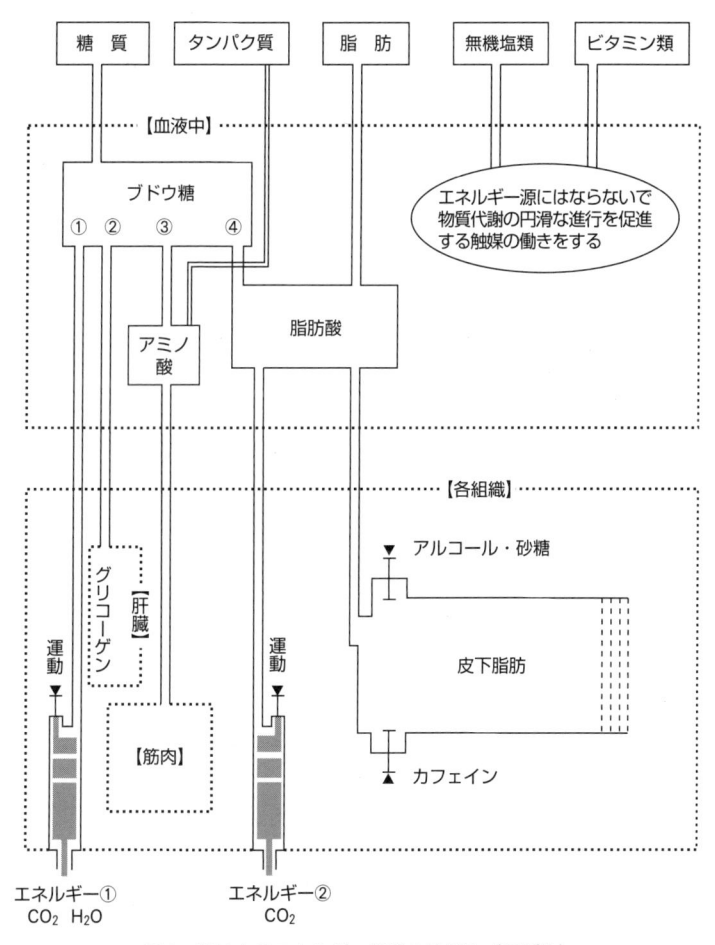

第2章 これだけは知っておきたい身体のエネルギー代謝［理論編］ 27

図3 身体中のエネルギー代謝の仕組み（モデル）

まず、脂肪ですが、体内に入ると血液中で脂肪酸になります。そして血液中の脂肪酸濃度が増えると、その時の身体の状況に応じ、

主に3通りの道を進むことになります。1つは血液中の血糖が低い場合、ブドウ糖に合成して血糖値を上げるのに貢献します。また、例えばスポーツをするなど、活発に活動している状態では、活動のためのエネルギーとして燃焼し、消費します（図中のエネルギー②）。そして、それでも消費し切れずに余った脂肪酸は固体化され、内臓や血管中または皮下に脂肪組織として蓄えられます。これが多過ぎると疾病や肥満の原因になるというわけです。

　一方の糖質ですが、体内に入ると血液中でブドウ糖になります。そして血液中の糖濃度（血糖値）が上がると、その時の身体の状況に応じ、主に次の4通りの道を進むことになります（図3中のブドウ糖①②③④）。

① 運動（特に瞬発的なもの）や脳の活動などは、糖質をもとにしたエネルギーが必要不可欠といわれていますので、ここで多くのブドウ糖が分解されます。

② 血中の糖濃度が低下した場合、脂肪酸を合成するよりも速く糖質を補充できるように、グリコーゲンというものになって、肝臓や筋肉中に蓄えられます。

③ アミノ酸が不足している場合、ブドウ糖はアミノ酸に変化して、身体組織を作る材料になります。

④ 上記①②③で消費されてもなおかつ血糖値が高く、適正な濃度を超えてしまった分のブドウ糖は脂肪酸に変化します。

　このことから、食後に活動しないで安静状態を続ければ、ブドウ糖が脂肪酸に転換する割合が増えることがわかります。脂肪酸が増えるということは、皮下脂肪に転換する率が高くなることになりま

す。つまり、食事の中で脂っこいものを控えて摂取する脂肪を減らしても、糖質を過剰に摂取していたら、脂肪を過剰に摂取したのと同じような状態になるわけです。

　このように、身体内のエネルギー代謝の流れを全体的に見ていくと、効率の良いダイエットにどういう注意が必要かが見えてきます。

(5) 体脂肪が燃えるメカニズム―部分やせを阻止する回路―

　身体のエネルギー代謝の流れからわかるように、体型に直接影響する皮下脂肪を作るものが血中の脂肪酸です。また、運動や活動で燃えるのもこの脂肪酸であって、皮下脂肪が直接燃えるわけではありません。血中の脂肪酸が運動や活動でエネルギーとして消費され、不足した血中脂肪酸濃度を元に戻すために皮下脂肪が分解される。その結果として皮下脂肪が減るという仕組みです。しかし、その時身体のどこの部分の皮下脂肪が分解されるかはわかりません。やせる時はお腹や顔からやせるなどというのをよく耳にしますが、詳しいことはまだ明らかにされておらず、また個人差もあり、どの部分の皮下脂肪を分解するかを自分の意志でコントロールするのは難しいのです。だから、「二の腕だけやせたい」、「お腹だけやせたい」というように「部分やせ」を望んでも、基本的には不可能だということです。しかし、「部分やせ」はできなくても「部分引き締め」はできます。脂肪と違って筋肉は、自分の意識した部分につけることができるので、引き締めたい部分の筋肉をトレーニングにすればよいのです。身体の気になる部分について、ただ脂肪を減らそうとするのではなく、筋肉をつけるという違った角度からも考えてみてはい

かがでしょうか。

(6) 効果的ダイエット生活の条件
　　―皮下エネルギータンクへの出動命令―

　ここまでの話で、体脂肪をコントロールするためには、血中脂肪酸の量をどうコントロールするかがカギになることが理解できたと思います。そこでここからは、効果的に脂肪を減らすために、生活の中で具体的にどうすればよいかについて、見ていくことにしましょう。

　脂肪酸を必要以上に増やさないために、次のような4つのポイントを挙げてみました。

　Point①　外部から摂取する脂肪酸を制限する
　Point②　体内の皮下脂肪転換率を下げる
　　　　　（皮下脂肪分解率を上げる）
　Point③　体内でできるだけ脂肪酸をエネルギー源として燃焼させる
　Point④　体内の筋肉量を増やし、（基礎）代謝量を上げる

★ Point①　外部から摂取する脂肪酸を制限する

　まず、必要以上に脂肪を食べ過ぎないことが大切です。これは、一番多くの人が知っていて、実際に気をつけていることでしょう。当たり前のことといえばそうなのですが、要は脂っこいもの、脂肪の多く含まれる食品をできるだけ排除するということです。これによって、身体は外部から脂肪酸のもとになるものを減らすことにな

り、皮下脂肪の分解が期待できます。ただし、食事の量を減らすのは、前章で説明したように好ましくありませんので、食事の内容に気をつけるようにします。具体的には、脂肪増量の原因にならなくて、身体の組織をつくる上で不足してはならない、タンパク質の多く含まれる食品をたくさん食べて、満腹感を得るようにするのがよいでしょう。

　また、日本人の主食である米やパンなどの糖質（炭水化物）を摂取した後に、完全休養や睡眠を避けることも重要です。なぜなら、摂取した糖質が血中でブドウ糖になった後、その時の活動量が少ないほど脂肪酸に転換される割合が多くなるからです。こうなると、脂肪を多く含む食品を食べたのと同じような結果になってしまいます。これを回避するために、具体的には食後すぐの昼寝回避をはじめ、早めに夕食を摂って夜の就寝までの活動時間を多くとること、夜食を排除することなどが重要になります。

　さらに、できるだけ朝食＞昼食＞夕食のカロリー配分で、食べるのを心がけるとよいでしょう。いうまでもなく、毎日の生活の中で一番エネルギー消費が少ないのは睡眠時です。そして、皮下脂肪は主にこの睡眠時にどんどん作られます。ということは、夜の就寝時にどれだけ余ったエネルギーがあるかによって、皮下脂肪の作られ方が変わってくるということになります。就寝時を迎えるまでに、食事で摂取したエネルギーをできるだけ消費し切ってしまうようにすれば、結果的に皮下脂肪の蓄積を最小限に抑えることができるというわけです。つまり、朝は多少エネルギーが余っている状態であっても、これから始まる一日を活動的に過ごしていくことで消費

され、朝食で摂ったエネルギーは就寝時にはほとんど残っていないと思われます。これに対して、昼食、夕食と時間が進むほど、就寝時に近づくことになりますから、食事で摂ったエネルギーが多いと、就寝時にエネルギーが余ってくる可能性が高くなります。このことから考えると、朝昼は軽食でディナーを豪華にする一般的な生活習慣は、ダイエットという面から見るとあまり好ましい習慣ではないようです。むしろ、意識的に朝からもりもりと食べる方が、体温が上昇し、代謝も向上。脳の活動も活性化し、一日がより活動的に過ごせることになるため、結果的には太りにくいということを憶えておきましょう。

★ Point ② 体内の皮下脂肪転換率を下げる
　　　　　　（皮下脂肪分解率を上げる）

　しかし、いくら脂肪を多く含む食品を控えたり、食後の完全休養を避けてエネルギーが余ってしまうことを避けたとしても、食事の好みや生活習慣によって、どうしても脂肪酸が必要以上に増えてしまう場合もあります。ならば、何とかこの脂肪酸の段階でくい止めて、次の段階である皮下脂肪にならないように働きかける方法はないものか？ということになります。そこで脂肪酸が皮下脂肪に合成されにくいような方法を考えてみましょう。この脂肪酸と皮下脂肪の合成・分解に関係が深く、一般的に皆さんの生活にもなじみの深い２つのものを紹介します。

　まず１つは、お酒に代表されるアルコール成分です。アルコールを摂取すると胃と腸から吸収され、血液中に取り込まれます。そし

て、肝臓で分解されながらも全身に流れ、脳に作用して中枢神経を刺激したり麻痺させたりします。いわゆる「酔う」わけです。この酔いによって活動が低下してしまうために、エネルギー消費を低下させてしまうことも事実ですが、それよりもこのアルコールが分解される過程で、脂肪の合成を刺激する成分が大量に発生することの方が問題なのです。つまり、アルコールそのものに含まれるカロリーよりも、この成分の作用によって、血液中の脂肪酸がどんどん皮下脂肪に合成されていくことの方が大きな問題ということです。例えば、カロリー的にはビールよりジュースの方が高いのに、ビールの方が皮下脂肪の蓄積率が大きくなることがあります。世間でよくいわれる「ビール腹」という腹部の脂肪過多が、ジュースの飲み過ぎではあまり見られないのはこのためだと考えられます。これらを踏まえると、どうやらダイエットという面から見れば、アルコールの摂取はできるだけ排除した方が賢明のようです。ついでにこの成分の作用として、特に肝臓内の脂肪が著しく増加し、脂肪肝といわれる状態になりやすいこと、さらにこれが慢性化すると、肝硬変に進展して生命を脅かすことにさえなることも一緒に憶えておきましょう。健康のためにも、やはりお酒の飲み過ぎには留意されることをおすすめします。

　一方、もう1つ紹介したいのが、コーヒーや紅茶に含まれるカフェインです。体内に摂取されたカフェインは、ノルアドレナリンやアドレナリンの分泌を刺激し、ホルモン感受性リパーゼという酵素を活性化して、脂肪の分解を促進させます。結果として一時的に皮下脂肪が減り、脂肪酸が増えるような状態になります。ただし、

大切なのはここからで、このままじっとして安静にしていると、再び皮下脂肪に合成されてしまうのです。これではせっかくのカフェインの効果が十分に生かされません。ここでスポーツや運動などをして活動的に過ごすようにして、初めて脂肪酸がエネルギーとして消費しやすい状態になり、体脂肪のダイエットが効果的になるのです。また、このカフェインの効果を妨げるのは安静だけではありません。実は、コーヒーや紅茶を飲むときによく入れられる砂糖が、このカフェイン効果を妨げる犯人の一人なのです。砂糖や炭水化物を摂取すると、体内では皮下脂肪の分解を数時間にわたって抑制するように働きます。これは、カフェインによる脂肪分解作用とまったく正反対の作用にあたるので、お互いを打ち消し合うことになってしまいます。したがって、ダイエット効果を目的として、例えばコーヒーを飲むのであれば、ブラック（砂糖抜き）で飲むことが重要です。ただし、ブラックコーヒーを飲むタイミングとして、空腹時は避けることをおすすめします。また、たくさん飲めば飲むほど効果があるというわけではありませんので、必要以上の量を飲む必要はありません。なぜなら、空腹時であったり大量にカフェインを摂取したりすると、胃の壁を強く刺激し、胃炎や胃潰瘍の原因となるからです。そして、体内にバランスよく含まれているビタミン類を破壊する副作用もありますので、健康面という点からすると、お酒と同じでやはり飲み過ぎに注意が必要です。これらをふまえると、ダイエットという面から見れば、カフェインは効果的に働く成分であり、適量を適切なタイミングで上手に摂取することが重要だといえるでしょう。

さて、先ほどのコーヒーに入れる砂糖のところでも説明しましたが、糖質（炭水化物）を摂取すると、体内では皮下脂肪の分解を数時間にわたって抑制するように働きます。言ってみれば、身体が「脂肪消費促進モード」から「脂肪蓄積促進モード」に入るわけです。ということは、一日の生活の中で、朝昼夕の3回の食事以外に糖質を食べる機会、すなわち間食をすると、この「脂肪蓄積促進モード」である時間が増え、皮下脂肪を合成させようとする時間が長くなることになります。これは1日に消費する総エネルギー量を押し下げ、効果的なダイエットの妨げとなります。また、この間食はたとえ少量であっても、蓄積促進モードのスイッチを入れてしまうので、例えば10時や3時のおやつに、アメ玉をわずか1つだけなめたとしても好ましくないのです。なぜなら、問題なのは食べたアメ玉に含まれているカロリーではなく、その後数時間にわたって脂肪分解が抑制されることの方だからです。したがって、効果的なダイエットをする上で、脂肪蓄積促進モードを発動させる間食は、控えるというよりは「絶滅」させることが大切です。なかでも夕食後に食べる間食（夜食）は、一日の内で最もエネルギーを消費しない睡眠時を間近に控えているため、睡眠中に大量の皮下脂肪合成がなされてしまうことにつながります。よって夜食は特に「厳禁」とすべきでしょう。

　これらを逆に考えると、効果的なダイエットには、食事から次の食事までの絶食時間を確保することが大切ということになります。つまり「脂肪消費促進モード」の時間を長く保つことが大切なのです。ただし、空腹で長時間にわたる絶食は、違った面で問題を引き

起こすので注意が必要です。例えばダイエットのために、食事の量を極端に減らしたり、1食抜いたりしている上に、間食を絶滅しようとして空腹を我慢し、長時間にわたる低血糖状態を招いた場合は問題です。この時、身体にはエネルギー不足で生命を維持できなくなることを避けるため、緊急事態の「飢餓状態」であるという信号が出されます。これによって身体は、「脂肪消費促進モード」から「エネルギー保存モード」になるのです。具体的には、体温を下げたり、倦怠感を感じさせて活動を低下させるなどして消費エネルギーを抑え、次の食事で摂取したエネルギーの吸収率を大きく引き上げてしまうのです。その結果、次の食事で大量の脂肪吸収が行われ、効果的なダイエットを阻害してしまいます。この「飢餓状態」という信号が出されるのを避けるためには、何よりも朝昼夜の3回の食事をきちんと摂取することが大切です。つまり、次の食事まで空腹を感じないような量を確保した上で、間食を絶滅させることが重要だということです。

　ここで、間食や夜食を絶滅させるというと、「それではお菓子が一切食べられないのではないか？」と考えて、「そんなこと、つらくてとても耐えられない！」と思い込んでしまうかもしれませんが、これは誤解です。正確に言うと、間食や夜食の時間帯におやつを食べなければよいということですから、次の食事の時間までパスすればよいのです。食べたいおやつを食事の時に一緒に食べることで、「脂肪蓄積促進モード」に入る回数と時間を抑えることができます。このことから、間食を排除するということは、1日に食べるチャンスが3回あり、そこでおやつも含めて適量を食べ、その回数を増や

第2章 これだけは知っておきたい身体のエネルギー代謝［理論編］ 37

したり減らしたりしないようにすることで、達成できることになります。これなら耐えられないほどの苦痛はなく、実現できるのではないでしょうか。

以上のことから、体内の皮下脂肪転換率を下げ、皮下脂肪分解率を上げるには、酒と間食を控え、コーヒーをブラックで上手に摂るのが効果的と思われます。このことと、Point①で説明したことをふまえ、具体的に効果的なダイエットのための生活リズム、食事と活動のタイミングを考えてみましょう。

図4は、これらのことを特に生活リズムの視点から説明したものです。一番上の脂肪減量生活モデルの方は、早寝早起きで、3回の食事を普通に摂取し、食後はコーヒーを飲んで休養せず、活動的に過ごしていることがわかります。また、夕食後から就寝時まである

0時	6時			12時			18時			24時
睡眠	朝食	コーヒー	活動	昼食	コーヒー	活動	夕食	活動	入浴	睡眠

脂肪減量生活モデル

| 睡眠 | 軽食 | 活動 | 昼食 | 昼寝 | 間食 | 活動 | 入浴 | 夕食 | 飲酒 | 休養 | 睡眠 |

脂肪増量生活モデル

| 睡眠 | 稽古(トレーニング) | 入浴 | 朝昼食(チャンコ) | 昼寝 | 休養 | 夕食 | 休養 | 睡眠 |

（参考）相撲取り生活モデル

図4 生活リズムから見た体脂肪の変化

（鈴木正成、スポーツの栄養食事学、p150、同文書院、1988より引用、一部著者改変作成）

程度長い時間が確保され、ここに入浴が含まれています。つまり、夕食後にまったくカロリーを摂らず、夜の時間帯としては非常に大きなエネルギー消費の機会となる入浴をこのタイミングで活用し、小腹が空いてくる前に就寝しています。このため、このような生活リズムでは、摂取したエネルギーの余りが非常に少ない状態で就寝時を迎えられることになります。その結果、睡眠時に合成される脂肪は低く抑えられ、皮下脂肪がつきにくい体内環境が整うわけです。そして翌朝は、前夜に夜食していないので比較的空腹で目が覚めます。空腹なので朝食がたくさん食べられる。朝食をたくさん食べられると朝から身体の調子が良く、活動的に過ごせることになります。そして、カフェインの作用により、皮下脂肪の蓄積が抑えられている状態で外出し、活動的に過ごすからエネルギー消費量が大きくなる。また、間食しないことで、脂肪蓄積促進モードに入ってしまう時間が少ない上に、余ったエネルギーが少ない状態で夕刻に帰宅する。帰宅後は、入浴を後回しにし、早めの夕食、その後入浴。夜食せずに就寝まで時間を確保して就寝。睡眠中に脂肪は増えにくく、翌朝はまた空腹で目が覚める……。というように、次から次へと脂肪減量に好都合な条件が連鎖的に作用していく、いわば「好循環」になるわけです。極端に食事の量を減らしたり、特別過激な運動をしなくても、そのタイミングに配慮するだけで、随分と違った結果になることが、これらのことから予想できると思います。

　これに対し、脂肪増量生活モデルの方は、遅寝遅起きで、朝＜昼＜夜の割合で食事を摂取しています。そして、食後は昼寝や休養して過ごし、就寝前の飲酒があります。また、入浴が夕食より先に行

われているため、夕食から就寝時までの時間が短くなり、さらに夕食後にエネルギー消費をする機会がほとんどありません。このような生活リズムでは、就寝時を迎えた時に、余ったエネルギーが多く残っている上に、飲酒によってアルコールを摂取しているため、皮下脂肪の合成がどんどん促進されます。その結果、睡眠中に大量の皮下脂肪が蓄積してしまうことになります。さらに翌朝は、前夜遅くに食事やアルコール摂取をしているので、あまり空腹感がなく、朝食がたくさん食べられないので軽食ですませてしまう場合が多くなります。朝食があまり食べられないから朝から身体の調子がイマイチ良くないので、活動的に過ごせない。活動的に過ごせないから1日のエネルギー消費量が小さくなる。また、食後の昼寝や間食によって、脂肪蓄積促進モードに入っている時間が多く、エネルギーがたくさん余った状態で夕刻に帰宅する。帰宅後は、食事を後回しにして入浴するため、夕食後にエネルギー消費する機会が少なくなる。そして、夕食が遅くなるから、必然的に就寝までの時間が短くなり、エネルギーがたくさん余った状態で就寝を迎える結果、睡眠中に脂肪は合成されやすい状態になる……。というように、今度は次から次へと脂肪増量に好都合な条件が連鎖的に作用していく、いわば「悪循環」になるわけです。この悪循環を逆に利用し、積極的に大量の体脂肪をつけようとしているのが相撲の選手たちです。相撲の選手たちは、早朝から食事をせずに空腹の状態で激しいトレーニングを行い、さらに空腹感が強まった状態で、一気に大量の食事を摂ります。食事内容も脂肪を多く含んだものを食べられるだけ食べます。もちろん筋肉をつけるために、タンパク質を多く含んだも

のも大量に食べますが、その食後はできるだけエネルギーを消費しないよう、休養に努めます。要するにトレーニングの時間以外は、できるだけ「食っちゃ寝る」という生活をするわけです。そして、その生活を続けた結果、あの立派な体型（？）が作り出されていくのです。

以上のことをふまえ、図4に示された3つの生活リズムを見て、みなさんの普段の生活が、どれに一番近いかを一度チェックしてみましょう。知らず知らずのうちに、相撲の選手たちの生活に近づいている人はおられないでしょうか？食事の内容や量ばかりに気を取られて、摂取するタイミングの方に全く意識がなかったという人は、ぜひこのことも意識してみて下さい。そして、ご自分の日常生活に問題点が発見できたら、身近なところから生活リズムそのものを見つめ直すことを心がけて下さい。それこそが、効果的なダイエットの第一歩といえるでしょう。

さて、ここまでの話は、脂肪酸を必要以上に増やさないための注意点の中でも、どちらかというと、主に食生活の面を中心に見たものでした。ここからは、積極的にエネルギーを消費する機会である、運動生活にも焦点をあてて説明したいと思います。

多くの人がご存知のように、運動することによって身体内のエネルギーは消費されますが、この主なエネルギーの源となっているのが、血中にあるブドウ糖と脂肪酸です。運動量が多ければ多いほど、このエネルギー源の双方とも消費量が大きくなりますので、脂肪酸を減らすためには、基本的にはどんな運動をしてもよいのです。し

かし、誰もが運動することを好むわけではありませんし、性格、体力、体質、生活環境や条件は個々人で異なりますから、必ずしも誰もが運動できる機会が十分にあるとは限りません。例えば、「運動することは好きだけれども運動できる場所がない」という人もいれば、「運動できる場所はあるけども忙しくて時間がない」という人もいるでしょう。また、「時間はたっぷりあるし、運動できる環境もあるけど、体力的に続けられない」という人、「運動嫌いだし、しんどいことはしたくない」という人もおられることと思います。したがって、効果的なダイエットを目的とした場合、個々人の諸条件に合った運動の方法を見つけることが重要となります。そして、そのためには、どういった運動によって、どのエネルギー源が、どのように消費されるのかを知る必要があります。そこで、まず運動の方法とエネルギー消費の関係について、理解してもらえるように、説明していきます。

★ Point ③　体内でできるだけ脂肪酸をエネルギー源として燃焼させる

　運動によってエネルギー消費をすることで、血中のブドウ糖と脂肪酸は双方とも減ることになりますが、この後不足したブドウ糖と脂肪酸を補充するために、体内では食物からこれらの成分を吸収したり、グリコーゲンや皮下脂肪を分解したりする反応が起こります。この仕組みから考えると、血中の脂肪酸の方をより多く消費すれば、皮下脂肪が分解される割合が高くなり、効果的な脂肪減量が期待できることになります。そこで、消費するブドウ糖と脂肪酸の割合に

おいて、脂肪酸が消費する割合の方を高めるような運動を考えてみましょう。

　図5は運動の強度と2つのエネルギー源の消費する割合との関係を示したものです。図中のブドウ糖と脂肪の数値が、上下逆になっていることに注意して下さい。これによると、運動の強度が高く、時間が短くなるほどブドウ糖の消費する割合が高くなり、脂肪の消費する割合が低くなるのがわかります。つまり、短時間で全力疾走のようなきつい運動をするよりも、歩行程度のゆるやかな運動を長く続けた方が、脂肪が優位に消費されるというわけです。

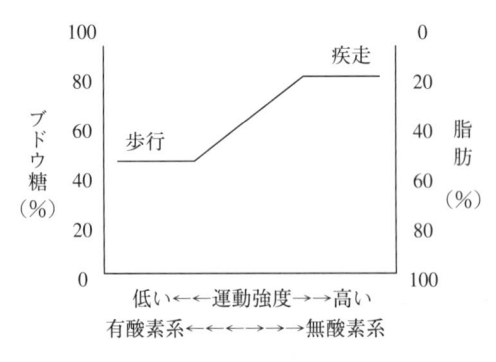

図5　運動強度と消費するエネルギー源の割合

(Edward L Fox、『選手とコーチのためのスポーツ生理学』p.43、大修館書店、1982)

　また、図6は運動時間と2つのエネルギー源の消費する割合との関係について、歩行運動を例に示したものです。これによると、歩行運動を開始してから最初の段階では、脂肪よりもブドウ糖の方が

やや高い割合で消費しているのがわかります。ところが、運動時間が長くなるにつれて、脂肪の消費割合が高くなっていき、ブドウ糖の消費割合が低くなっていきます。そして、歩行運動開始後約30分程度で両者の消費割合はほぼ同じになり、その後は割合が逆転して脂肪が優位に消費されるようになっていくことが示されています。これは、人間の身体が簡単にはエネルギー切れにならないように、それぞれの燃料の持つ特徴を活かすべく、その源の消費割合を自動的に振り分ける機能を持っているために起こる現象と思われます。ブドウ糖は、エネルギーを産生する際に、脂肪よりも早く分解してエネルギー供給ができるという特徴を持っています。しかし、脂肪に比べて体内に蓄えられている量が少ないため、長時間にわたって消費し続けると、脂肪より早く枯渇してしまいます。人間の生命維持活動の中でも最も大切といわれる脳の活動は、このブドウ糖から

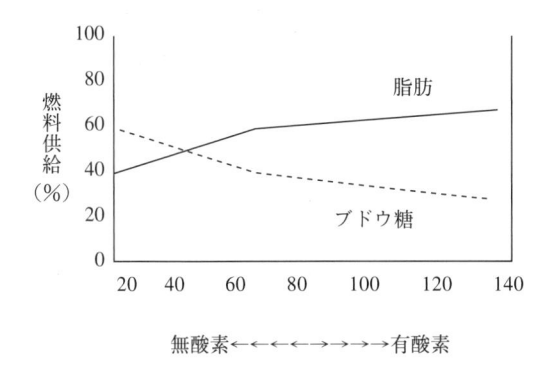

図6 運動継続時間と消費するエネルギー源の割合

（Edward L Fox、運動時間と供給燃料、『ストップ・ザ・オーバートレーニング』p. 182、黎明書房、1984）

供給されるエネルギーだけに頼っているため、ブドウ糖不足状態になることは絶対に避けなければなりません。そこでブドウ糖の代わりにエネルギー供給をしてくれるものが必要になるのですが、これが脂肪なのです。脂肪は、エネルギーを産生する際に、ブドウ糖より分解が遅いため、エネルギー供給が若干遅れる特徴を持っています。しかし、ブドウ糖よりはるかに大量のエネルギーを体内に蓄えられるため、長時間にわたって消費し続けることが可能となります。この両者を上手く使い分け、絶妙のバランスをとっているのが人体の偉大なところです。つまり、運動当初は、脂肪よりもエネルギー供給の早いブドウ糖を優位に燃料源として使用し、ブドウ糖が不足してくると脂肪を優位に消費して、いざという時に困らないように、ブドウ糖の減少を抑えようとするわけです。このブドウ糖と脂肪の消費バランスは、ちょうどかまどの火を起こす時の、細い枝と太い薪のような関係に似ています。火の起こし始めは、細い枝はよく燃えますが、太い薪はなかなか燃えてくれません。しかし、だからといって枝ばかり燃やしていると、あっという間に枝が燃え尽きてしまい、長い時間火を起こしておくことができなくなります。そこで、始めから枝と薪を同時に入れて火を起こし、薪が十分に燃え始めるまでは、枝を多めに入れて燃やします。そしてある程度火力が安定したら、枝は次の火起こしのために温存しておいて、太い薪を中心に適宜足していくようにすると、火が長持ちするというわけです。

　この例で説明すると、同じ運動をするのなら、きつい運動よりもやや余裕を持ってできる運動をする方が、また同じ強度で1時間の運動をするなら、10分間ずつ6回運動するよりも60分間続けて1

回運動した方が、より多くの薪が燃える、すなわち脂肪が効率よく消費されることが理解できると思います。体力や体質など個人差がありますが、それほどきつくない程度の運動をだいたい30分間以上継続して行うのが脂肪消費に効果的というわけです。

　ただし、ここで誤解しないで頂きたいのですが、割合が低いとはいえ、最初から脂肪も消費していることは確かですので、短時間の運動がまったく脂肪消費に効果がないわけではありません。たとえ割合は低くても、絶対的な運動量が大きければ、当然消費する脂肪量も大きくなります。前の例は、あくまでも同じ強度で行った場合の話です。ジョギングなら、同じペースで10分間ずつを6回走るより60分間続けて走った方がよいわけですが、10分間全力で走り続けるのと60分間の歩行では話が違います。つまり、運動の強度によっては、10分間全力走の方がより多くの脂肪量が消費する可能性は十分あります。例えば、運動時に付加される消費エネルギーについてのある推定式によると、体重70kgで40歳の男性が普通に1時間歩いた場合、約135kcal消費しますが、同じ男性が、200m/分程度の比較的速いペースで20分間走った場合、前者のほぼ倍にあたる258kcalを消費します。仮に、前者のブドウ糖：脂肪の消費割合が4：6で後者が6：4だったとしても、消費する脂肪は前者が81kcalに対して、後者は103.24kcalということになり、短時間の運動である後者の方がより多く脂肪を消費することに気づくでしょう。高齢者や慢性的な運動不足の方々など、急激な負担を身体にかけられない場合は避けるべきですが、強度の高い（いわゆる激しくてきつい）運動に十分耐え得るような人は、1時間歩くより短時間の全力運動

をする方が、効率よく脂肪を消費できることも憶えておいて下さい。そして、さらに別の角度から見た場合、短時間の運動でも体脂肪の減量に大きな効果をもたらす運動の仕方がありますので、これを次に説明しましょう。

★ Point ④　体内の筋肉量を増やし、(基礎)代謝量を上げる

　ダイエットに効果的な運動を考える時に、どんな運動をすればどれだけカロリーを消費するかということばかりが注目されがちですが、実は運動している時間以外にも、生命を維持するために身体がエネルギーを消費し続けていることを忘れてはなりません。この24時間コンスタントに消費しているエネルギー量のことを基礎代謝量といいます。そして1日に消費する総エネルギー量の75〜85%はこの基礎代謝によるものであり、運動中に付加される運動代謝はわずか10〜15%に過ぎません。消費エネルギー全体の割合からいうと、運動中に消費するエネルギーは意外と少ないのです。そして、この基礎代謝量には個人差がありますので、同じ時間、同じ運動をしたからといって、1日の総消費エネルギーが同じとは限りません。つまり、安静にしていても消費するエネルギーにあたる基礎代謝量が大きい人は、普通に生きているだけでダイエット効果があるわけです。例えば、基礎代謝量の小さい人が毎日1時間懸命に運動したとしても、残り23時間の消費量が少ないために、毎日特に運動していなくても24時間の消費量が大きい人、すなわち基礎代謝量の大きい人が、1日の総消費エネルギーが大きくなり、太りにくいということになります。これは、逆に言うと、基礎代謝量を上げることが

できれば、特別に運動しなくてもダイエット効果が現れるということです。24時間、寝ている間でさえダイエットが進行するという、体脂肪を減らしたいと願う人にとってはこの上なくうらやましいことが、現実に起こり得るのです。

では、どうすればこの基礎代謝量を上げることができるのでしょうか？ある研究（図7）によると、成人男性が安静にしている状態で、全身が消費しているエネルギーの約4割が筋肉で消費されています。あと肝臓で1割強が、胃腸、腎臓、脾臓ではそれぞれ1割弱が、そして意外にも心臓や脳では5％にも満たない割合でしかエネルギーが消費されていないということです。このことから、安静時のエネルギー消費量増減のカギを握っているのが、筋肉であることがわかります。すなわち、全身の筋肉量を増やすことができれば、

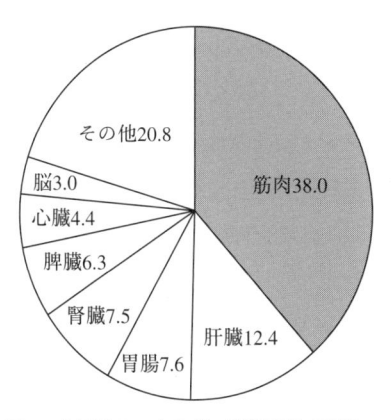

その他20.8
脳3.0
心臓4.4
脾臓6.3
腎臓7.5
胃腸7.6
肝臓12.4
筋肉38.0

図7　安静時のエネルギー消費部位の割合

(Lehman, G.：Praktische Arbetisphysiologie（1953）、安静エネルギー代謝に占める臓器・組織の比率『栄養学ハンドブック』pp. 457〜458、技報堂、1974)

基礎代謝量は確実に上げられるというわけです。

　筋肉量を増やすためには、筋力トレーニングなどによって筋肉にある一定の刺激を与え、肥大させることが必要になります。これは刺激によって筋線維の一部が損傷し、それが修復される際に元よりも少しだけ太くなって修復することで、結果的に筋肉が太くなるというメカニズムによるものです。そして、この筋肥大を成立させるためには、次の大きな3つの条件をすべて満たす必要があります。

　まず、第1に、筋線維に適度な損傷を与える刺激が必要です。そのためには日常の負荷より大きい負荷をそこにかけなければなりません。これをオーバーロード（過負荷）といい、トレーニングの大原則に挙げられています。例えば、「力こぶ」と称されることで有名な腕の筋肉の代表である上腕二頭筋を肥大させたい場合、手に何も持たずに曲げ伸ばし運動をしても、あまり筋線維に損傷は与えられません。しかし、手にダンベルなどの重量物を持ってこの曲げ伸ばし運動を行うと、日常以上の負荷がかかり、筋線維に無数の損傷を与えることができます。この負荷量については、個人の年齢や体力を考慮して設定する必要がありますが、具体的には続けて10回運動できる（持ち上げられる）程度の重さ（負荷）を設定するのがよいでしょう。つまり、「10回持ち上げるのが精一杯で11回目持ち上げるのはちょっと苦しい」といった程度の重さを、各自で探ってみることが大切です。また、トレーニングを続けていると、筋肉量が増え、筋力が増します。そうなると、最初に設定した負荷では楽に10回実施できてしまい、それ以上の筋肥大が望めなくなってしまいますので、この設定負荷は絶えず確認し、少しずつ増やしていくのが

理想です。

　第2に、この損傷した筋線維を補修するための材料、すなわちタンパク質が十分に体内に蓄えられていることが必要です。したがって、タンパク質を多く含んだ食品を、しっかり摂取するよう心がけなければなりません。

　そして第3に、この損傷した筋線維を補修することを命じる司令が体内で出されることが必要です。これは身体の恒常性維持に大きく貢献しているホルモン、とりわけ成長ホルモンがこの役割を担います。また、この成長ホルモンは睡眠中に多く分泌されることから、睡眠時間を確保する（＝よく眠る）ことを心がけることが重要です。まさに、「寝る子は育つ」というわけです。

　以上、筋への刺激、タンパク質、成長ホルモンの3つの条件が整って初めて、筋肥大が起こることをしっかり認識して下さい。一般に、第1の条件である「筋への刺激」だけに注目が集まりがちで、第2、第3の条件は意識されないことが非常に多いようです。いくら科学的なトレーニングをして、理想的な損傷を筋線維に与えたとしても、日常生活において偏食や無理なダイエットなどをして、それを補修する材料のタンパク質の摂取が不足していたら、筋肉はあまり肥大しません。また、せっかくダンベル運動をしても、その夜に夜更かしをして、睡眠時間を十分に確保できなかったときも同じく効果は上がりません。それどころか、損傷した筋肉の補修が追いつかず、損傷がひどくなって怪我になってしまう可能性さえ出てくるのです。テレビや雑誌で紹介された「ダイエットに効く体操」を毎日しているのに効果が現れないという人は、この第2、第3の条件、すなわ

ち「タンパク質摂取」と「睡眠」が十分満たされているかどうか、もう一度振り返ってみましょう。

     ①筋肉への刺激　←──（トレーニング）
筋肥大の３条件　②タンパク質摂取　←──（高タンパク質食）
     ③成長ホルモン分泌増　←（睡眠）

　ところで、筋肉にはその特徴で分類した場合、瞬発性に優れた速筋と持久性に優れた遅筋の２種類に大別されることが知られています。基礎代謝を上げるという点からすると、有酸素運動時に代謝がより活発化する遅筋を増やした方が、より効果的と考えられます。遅筋を増やすためには、ゆっくりとした動作によって負荷をかけるのがよいといわれていますので、筋力トレーニングやダンベル運動をする際には、ゆっくりとした動きで行うのがよいでしょう。また、もともと動きがスローな太極拳なども効果的だといえます。しかし、だからといって、速筋を増やしても効果がないというわけではありません。なぜなら、速筋であれ、遅筋であれ、基礎代謝だけでなく活動代謝をも向上させる効果があることに変わりはないからです。また、多くのスポーツで速筋を増やすことが、パフォーマンスの向上に大きく影響することはよく知られていますので、それぞれの運動の志向や事情によって、積極的に速筋を鍛えることにも大きな意味があります。

　ここで、加えて言うなら、負荷をかけずに体操するだけでも、ダイエットには効果があります。先述のように、筋肉は一定の刺激に

よって筋線維の一部が損傷し、それを修復することで肥大しますが、逆にまったく使わないでいると現状を維持することができず、萎縮して筋肉量そのものが減っていってしまいます。なので、できることなら負荷をかけて筋肥大させることが理想ですが、負荷が小さくて肥大が起こらない程度であっても、動かして「使う」ことで、今ある筋肉の萎縮を防ぐ効果が期待できるというわけです。これらのことを、まとめると次の表のようになります。

表3 運動と筋肉の関係

運動の状態	筋肉の状態	筋肉量	基礎代謝量	身体への影響
何も動かさない →	萎縮 →	減る →	下がる →	脂肪が増える
負荷なしで動かす →	萎縮を防ぐ →	現状維持 →	現状維持 →	現状のまま
負荷をかけて素早く動かす →	損傷・肥大 →	速筋が増える →	上がる →	脂肪が減る
負荷をかけてゆっくり動かす →	損傷・肥大 →	遅筋が増える →	大きく上がる →	脂肪が減る

というわけで、ダイエットを効果的にするためには、筋肉の状態が大きな役割を担うということが理解できたと思います。とりあえずは、どんなやり方でもよいからまず身体を動かすこと、すなわち筋肉を使うことが第1に大切です。そして、できれば負荷をかけること、願わくばその状態でゆっくり動かすようにすることで、さらに効果が上がると理解しておきましょう。また、ダイエットを目的とした筋力トレーニングは、その筋力トレーニング運動そのもので

消費する脂肪の量を大きくするのが主な目的ではなく、トレーニングの結果としてもたらされる筋肉量の増大、さらにはその効果による基礎代謝量の増大が主な目的であることを、しっかりと理解して下さい。これがわずか15分程度のダンベル運動でも、ダイエットには非常に有効だといわれる理由です。運動中のエネルギー消費だけに注目すれば、ウォーキングなどに代表される持久系の運動の方が消費するカロリーが多くなりそうですが、1日24時間のスケールで見た場合には、この基礎代謝を上げる方法が大きな効果を発揮するのです。

さて、基礎代謝量を上げる方法は、筋肉を増やす以外にもありまして、その代表的なものとしては、体温を高く保つことがあげられます。同じような体格(身長、体重、体脂肪量、筋肉量)で安静にしている2人の人がいたとすると、体温のより高い人の方が、1日に消費するエネルギーが高くなるからです。逆に体温が低い人は基礎代謝が低くなり、エネルギーが余りやすくなります。熱が36.5度から35.5度に1度下がると、基礎代謝が約140kcal程度低下するというデータがありますが、これは脂肪に置き換えると20gの増加に相当します。これを単純計算すると、1か月で0.6kg、1年では7.2kgの脂肪増量になってしまい、大変なことです。では、体温を高くしておくためのポイントはどのようなものでしょうか？

まず、基本的なこととして、血液の循環や体温調節がスムーズであること、新陳代謝が活発であることなどが、体温を高く保っておくために重要といえます。運動不足のみならず、悪い姿勢や歩き方

をしていると、筋肉や血管中に疲労物質が溜まり、血液のスムーズな循環を阻害してしまいますので、高い体温を維持するために好ましくありません。冷え性やむくみ、肩こりも一種の血液循環障害であることを考えると、できるだけ改善した方がよいでしょう。これを改善する運動としては、ストレッチングに代表される柔軟運動があげられます。ストレッチング運動そのもので消費するカロリーはそれほど大きなものではありません。しかし、リラックスして呼吸をしながら筋肉を伸ばすことで、筋肉のコリや張りが改善され、血流をスムーズにしますので、結果的にはダイエット効果が期待できるというわけです。

　また、身体の体温調節をする上で、十分な水分を摂り、汗をかくということは非常に重要です。冷暖房の強い部屋で長時間いると、汗をかかないばかりか、外気温に対応して自分で体温調節する機能が鈍ってしまいますので注意が必要です。少しだけ寒さを感じるくらいの方が、体内で熱を発生させるように働きますので、心がけてみましょう。

　さらに、エネルギーを摂取する食事の時でさえ、身体は熱を発生しています。これを DIT（Diet-induced thermogenesis）反応（食餌誘発性体熱産生）といいますが、この反応は比較的温かい食べ物をしっかり噛んで食べることで、より高い熱を発生するといわれています。食べ物の内容や量だけではなく、食べ方によってもエネルギー消費に影響を及ぼすことを、憶えておきましょう。

以上、効果的ダイエット生活の条件について、主に4つのポイントから解説しました。食事量や運動量の他に、普段の生活の姿勢や習慣などによって、エネルギーの消費量は大きな影響を受けることがおわかり頂けたと思います。しかし、知識が増え、理論が理解できても、実践の場で活かされなければ、宝の持ちぐされになってしまいます。ぜひご自分の生活の中で、これらの知識を活かす方法を考えてみてください。今、特に身体の改善が必要でない人でも、加齢や生活環境の変化などにより、役に立つ時がくるかもしれません。また、身近にいる人や、親しい知人の中で、ダイエットで悩んでいる人がいたときに、有益な助言をしてあげられるかもしれません。そして、みなさんが親の立場であったり、あるいはそうなったとき、子どもの将来をも左右する生活指導をする上で、非常に有益な知識になるかもしれません。そういった意味では、これらの知識と方法を知っておくことは、どのような状況の方々にとっても大切なことだと思います。

　それでは、いよいよ実践編です。第3章がきっとあなたのダイエットに重要なヒントを与えてくれることでしょう。

第3章
さあ始めよう!
「自己採点式ダイエット」
[実践編]

1. これなら続く！10のチェック項目で自分流ダイエット

　第1章で述べましたように、リバウンドや摂食障害を避けるためには、ダイエットは正しい方法で、かつ基本的にはどこかで終了することなく、長く継続することが大切です。そして第2章で述べましたように、ダイエットは基本的な理論を理解した上で効果的に取り組むことが重要です。この第3章では、これらを現実的、具体的に実践するための項目や方法について、アプローチしてみたいと思います。理論的なことがわかっていても、なかなか上手くいかないというのが多くの人の実態だと思います。そしてその1つの原因としては、完璧なダイエット生活、つまり100点満点のダイエット生活を試みて、挫折してしまうパターンが多いような気がします。そこで、少し考え方をやわらかくして、比較的気軽に実践できるように、ダイエット生活を得点化して評価する方法を紹介します。得点化することによって、完璧な生活をどこまでも続けるのではなく、ストレスの少ない形である程度のレベルを長期間維持しやすくなると思われます。個人差が大きいため、得点の妥当性については検討の余地はありますが、まずは多くの人が実際に活用することの方が重要と考え、あえて簡便な採点法を考案しました。基本的なチェック項目はたった10項目のみです。チェックする頻度は1日1回で、1分程度ですむという簡便さです。この方法によって、ダイエットの基本を理解し、その基本原理全部を守ろうとするのではなく、少しでもそれに近づけるように努力するという方向で取り組んでみて

下さい。短期間で効果を期待するのは難しいと思いますが、少しずつ、着実に成功に向けて進んでいくダイエット生活を、きっと楽しむことができると思います。

(1) ココアを飲んだ！ ＋5点

（朝一番のホットココアならさらに ＋5点）

自己採点用得点表	
1日1杯（アイス、ホットを問わず）ココアを飲んだ場合	5点
朝一番でホットココアを1杯飲んだ場合（さらに＋5点）	10点

　近年、健康食品としても注目されつつあるココア。これがダイエット生活に有効であるという一番大きな理由は、「ココアに含まれるテオブロミンが、末梢血管を拡張させて体内の血流を促進することで、体温の低下を抑えることができる」ということです。体温の低下を抑えるということは、その人の1日に消費するエネルギー量が増加することになり、その結果として、就寝時に残っている余剰エネルギーが少なくなることにつながります。つまり、「太りにくい生活リズム」に貢献するというわけです。ちなみに、ココアと他の飲み物を比べて、その後の体温が低下する様子を調べた実験があります。その研究によると、ホット緑茶やホットコーヒーよりも、アイスココアの方が体温低下を防ぐ効果が高いという結果が出ています。さらにホットココアになると体温低下を防ぐだけでなく、摂取前よりも体温が高くなり、その温度を持続するという結果でした。なので、もしこのホットココアを朝一番に摂取したら、朝から体温が高い状態、すなわちカロリーがたくさん消費できる状態で一日が始まって、夜まで長い時間にわたって体温低下を防ぐことが期待できるため、最も効果的にエネルギーを消費すると考えられます。このような理由から、ホットかアイスかを問わず、とにかく1日1杯

でもココアを飲んだ日はそれだけでプラス5点、もし朝一番でホットココアを飲んだ場合はさらにプラス5点で合計10点獲得という評価にしました。

　ちなみに、このテオブロミンという成分は、カカオ豆特有の苦味成分に含まれるもので、他の食品にはあまり含まれていないようです。同じカカオ豆を材料にした食品にチョコレートがありますが、両者の大きな違いとして、カカオ豆の脂肪分を取り除いたものがココアで、カカオ豆に脂肪分を加えたものがチョコレートという理解でよいと思われます。つまり、チョコレートよりココアの方が余分な脂肪が含まれていない分、ダイエットに好都合です。また、テオブロミンはカフェインの仲間なので、集中力や思考力を高める働きもある上に、体脂肪分解作用の促進も期待できます。そして、毛細血管を拡張させる結果として血流が良くなるため、全身の新陳代謝がスムーズになり、冷え性やむくみ、肩こりなどの防止にも貢献することでしょう。

　ココアがもたらすその他の作用で、身体にとって非常に良いものを挙げてみますと、まずはココアに含まれるポリフェノール成分による、抗酸化作用が挙げられます。抗酸化作用とは、酸化を防ぐ作用という意味ですが、身体に関していうと、体内組織の老化や障害を防ぐ作用にあたります。また、同じくココアに含まれるカカオFFAという成分は、胃潰瘍発生に大きく関与するといわれているピロリ菌（成人の多くの人が胃の中に持っている菌）を、撃退する働きがあります。さらに、ココア1杯でサラダ1皿分に相当する食物繊維が摂れるということで、便秘を解消するという整腸効果が期待

できます。

　一方、栄養面から見ると、ココアにはタンパク質をはじめとする身体の必須栄養素が多く含まれています。なかでも不足しがちなビタミン B_1、ビタミン B_2、カルシウムが多く含まれているので、栄養バランスを整える効果もあります。

　このように身体にも良く、ダイエット効果が期待できるココア。さっそく明日の朝食メニューに、1杯のホットココアを加えてみてはいかがでしょうか？

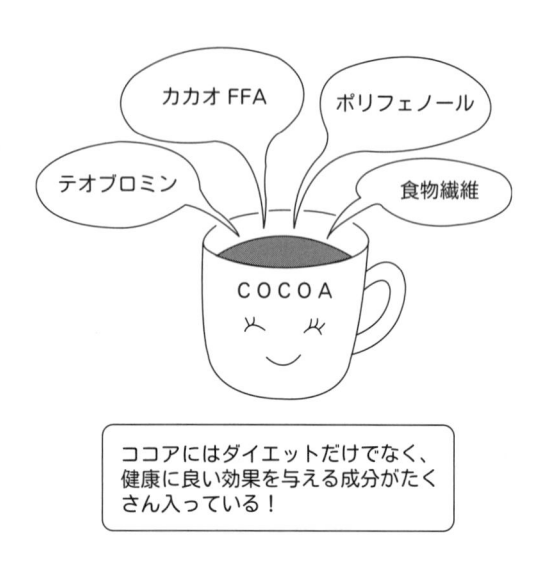

カカオFFA
ポリフェノール
テオブロミン
食物繊維

COCOA

ココアにはダイエットだけでなく、健康に良い効果を与える成分がたくさん入っている！

(2) 背中と両手を氷で冷やした ＋5点

自己採点用得点表	
朝一番に背中と両手を氷で30秒間冷やした場合	5点

　身体を温めるのではなく、冷やすことでダイエット効果があるというのは意外と思われるかもしれませんが、身体の仕組みを知れば、大いに納得できる点があります。人間は寒いと感じると、一定の体温を維持するために、体内で熱を発生させて体温を上げようとします。そのため、エネルギー消費は活発になり、結果として体脂肪の燃焼を促進することになります。この仕組みを利用して、身体が寒いと感じるような刺激を効果的に与えられれば、ダイエット効果が上がるというわけです。では、どのようにすれば、効率よく身体が「寒い」と認識してくれるのでしょうか？

　体内で熱を発生させて体温を上げるためには、ミトコンドリアを多く含む、褐色脂肪細胞（一般的にいう体脂肪は、白色脂肪細胞のことです）という細胞が活発に働くことが必要です。この褐色脂肪細胞を活性化させる命令を出すのは脳で、その命令を出すためには身体が「寒い」という信号を脳に送る必要があります。この信号を送る役割をするのが、人間の身体表面にある「冷点」という寒さを感じるセンサーです。身体の中で、この冷点が多く集まっている場所の1つに手のひらがあります。冷たいものを手で触ると、冷点が刺激され、脳は身体が「寒い」状況だと認識します。すると脳は、褐色脂肪細胞に活性化するように命令を出し、熱を産生させ、体温を高く保とうとするわけです。朝一番に冷たい水で手や顔を洗うと

目が覚めてシャキっとするのは、この反応による影響もありそうです。

また、この褐色脂肪細胞は、手のひらからの刺激だけでなく直接刺激をすることでも活性化するとも言われています。一般に、首筋の後ろや肩甲骨の周りにこの褐色脂肪細胞が多く存在していて、ここを4℃以下に冷やすと活性化するということです。この一番簡便な方法としては、氷を首筋後部に直接当てるという方法があります。刺激を与えるだけでよいので、それほど長い時間冷やす必要ありません。30秒もあれば十分と思われます（この活性化反応による効果は、30秒間の冷却でジョギング5分間に相当するエネルギー消費といわれています）。逆に、あまり長い時間冷やし続けると、今度は冷たさに慣れてしまい、この反応が鈍くなることが考えられます。例えば、唇には冷点が多く存在しているにもかかわらず、唇を冷やしても背中の褐色脂肪細胞が、ほとんど活性化しないということです。これは、唇が冷たい食べ物や飲み物などに触れる機会が比較的多いので、そのたびに褐色脂肪細胞を活性化していたのではエネルギー消費が過剰になってしまうことから、これを防ぐように活性化反応を抑制していると思われます。

また、長時間一部分だけを冷やし続けると、凍傷や体調不良を引き起こすこともあります。そして、比較的長い時間寒さを感じることになる冬の季節に起こるごく自然な反応のように、今度は寒さを防ぐためにより多くの脂肪を身体にため込もうとする身体の働きを発動してしまう可能性もあります。

したがって、一日中冷やす刺激を与えるのではなく、1日1回の刺

激として、それも比較的体温が低い朝一番に、手のひらと首筋後部を氷で30秒程度冷やすだけにとどめた方が、むしろ体温上昇によるダイエット効果が期待できると思われます。そういう点で、一日中冷却シートを背中に貼る方法とは、利用しようとする身体のメカニズムと、期待される効果の点では共通するものの、内容と方法は異なるものと考えられます。このような理由から、朝一番に背中と両手を氷で30秒間冷やした場合に、5点獲得という評価にしました。

このちょっぴり冷たい刺激の儀式。冬はちょっと勇気が要るかもしれませんが、夏はさわやかな目覚めを助け、爽快な朝をもたらしてくれることでしょう。朝一番に気合い（？）を入れる感じで、チャレンジしてみてはいかがでしょうか？

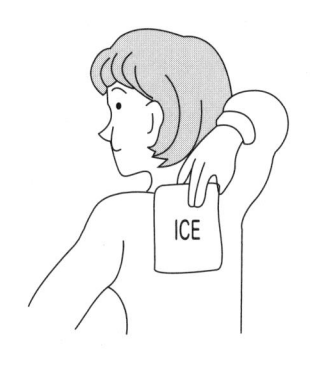

首筋から背中にかけて氷で冷やすと、褐色脂肪細胞を活性化させる！！

(3) 食後にブラックコーヒーを飲んだ ＋5点

（砂糖を入れて飲んだ場合は－5点でプラマイ0！）

自己採点用得点表	
食後にコーヒーや紅茶（砂糖抜き）、ウーロン茶など、カフェインを飲んだ場合	5点
上記のものを砂糖入り、もしくは甘いお菓子を食べながら飲んだ場合	0点

　カフェインがもたらすダイエット効果について、理論的な詳しい説明は第2章で述べたとおりですが、ここでは実践的な面から考えて、留意点などをまとめておきましょう。

　カフェインを摂取すると、皮下脂肪の分解が促進されるため、体脂肪が一時的に減る効果が期待できます。しかし、この後ずっと安静にしてると、十分なダイエット効果は期待できませんので、カフェインを摂取後は活動的に過ごすことが望まれます。また、砂糖などを入れるとこのカフェイン効果を妨げ、皮下脂肪の分解を数時間にわたって抑制するために、やはり十分な効果は期待できません。食事で最後の一口を食べた直後に飲むことや、甘いお茶菓子と一緒に飲むのも砂糖を入れたのと同じ事になってしまいます。したがって、ダイエットを目的としてコーヒーを飲むのであれば、食後少し時間をおいてから、お茶菓子なしで、ブラック（砂糖抜き）で飲むことが重要です。どうしてもブラックが飲めないという人は、砂糖の代わりに人工甘味料などを使えばこの体脂肪分解を阻害する影響が少ないという報告もあります。でも、入れないに越したことはないので、そのような方は飲み物の種類を変えて、ウーロン茶などを飲むことをおすすめします。

一方、摂取するカフェインの量と脂肪分解効果の関係ですが、必ずしもたくさんの量を飲めば飲むほど効果が高くなるというわけではありません。少量のカフェインでもノルアドレナリンやアドレナリンの分泌を刺激し、ホルモン感受性リパーゼを活性化しますので、薄めのブラックコーヒーを1日2〜3杯も飲めば十分と思われます。コーヒーがダイエットに効くと聞いて、1日に十何杯も飲んでいる人の話を聞いたことがありますが、これは大きな誤解で注意が必要です。

ここで、カフェインの過剰摂取がもたらす、副作用的なものを挙げてみますと、まずは脳への過剰な興奮作用があります。そして、この作用は自律神経の異常を引き起こし、全身に様々な問題をもたらします。例えば、心筋の収縮リズムが不安定になる不整脈、ひどい場合は狭心症や心室細動、いくら食べても満腹感がないという過食症、何も食べていないのに食欲がわかない拒食症、腸の活動の停滞による便秘、女性の場合は生理中でもないのに生理中のような症状（生理痛やイライラ）が現れる月経前症候群、まだ比較的若いのに生理がなくなる早期閉経などの原因になります。

また、カフェインは胃の粘膜に強い刺激を与えるため、過剰な場合は胃潰瘍や胃ガンの原因にもなります。特に空腹時は、胃の粘膜への刺激が強くなるため、このタイミングでブラックコーヒーを飲むことは避けるべきです。だから食前よりも、食後のコーヒーがよりよいわけです。

この他、コーヒーの中に含まれるメチルキサンチン系物質は、食道と胃の境目にある噴門部の括約筋の働きを弱め、胃から食物や胃

酸が食道へ逆流する逆流性食道炎を起こしたり、それがきっかけとなって起こる食道ガンを引き起こしたりします。また、コーヒーの中に含まれるシュウ酸が、腎臓内でカルシウムと結合して結石を作ったりすることもあります。そして、作ってから時間が経ったコーヒーを飲んだ結果、酸化された成分が体内で大量の活性酸素を作り出して、人体に悪影響を及ぼすこともあります。さらには、体内にバランスよく含まれているビタミン類を体外へ流出させるという副作用もあります。このように、いくらダイエットに効果的といっても、過剰に摂り過ぎるといろいろと問題が出てきますので十分注意して下さい。

　これらのことは、コーヒーに限らず、他のものでも当てはまります。健康によいとか、ダイエットに効果があるという理由で、1つのものを過剰に摂取し続けるのはバランスを崩し、時に大きな危険を招くこともありますので「適量の摂取」を心がけて下さい。したがって、食後にカップ1杯程度のウーロン茶、コーヒー、紅茶などを砂糖抜きで飲んで、これに含まれる適量のカフェインを摂取した場合は5点獲得ですが、砂糖を入れたり砂糖を含んだお菓子などと一緒に飲んだ場合は、効果が相殺されて得点はなしという評価にしました。

　ごちそうさまの後、下げ膳をしたりして食事を片づけてから、ゆったりとした気持ちでブラックコーヒーを楽しむ1日2～3回の習慣……。ダイエット効果の他に、心のリラックス効果も得られるかもしれないですね。

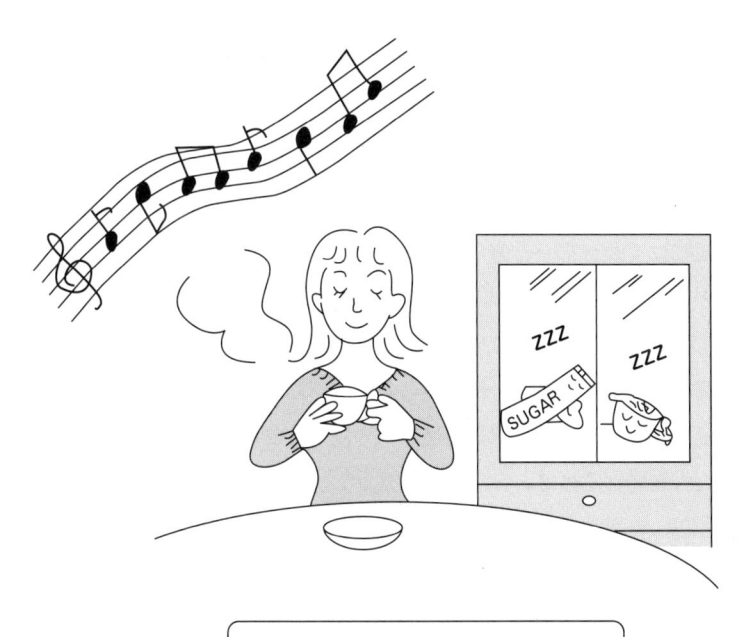

第3章　さあ始めよう！「自己採点式ダイエット」［実践編］　67

食後のブラックコーヒーで体脂肪分解を
促進し、リラックス＆ダイエット！！

(4) 昼寝をしなかった ＋5点

(継続して 16 時間以上起きていた人はさらに ＋5 点)

自己採点用得点表	
朝起きてから夜寝るまで、眠らなかった場合	5 点
上記の時間が 16 時間以上継続していた場合（さらに＋5 点）	10 点

　昼寝は疲れた体にすごくよいし、気持ちよくてリラックスできるのに、だめなの？という人もいるでしょう。そうなんです。脂肪を効率よく燃焼するという点からいうと、昼寝しないで朝から夜まで連続して起きている方が望ましいのです。

　人は、眠ると交感神経優位から、副交感神経優位になります。この副交感神経が優位になると、脂肪蓄積が活発になり、血液中の脂肪酸をどんどん脂肪に転換させます。いわば、身体はエネルギー消費促進モードから、蓄積促進モードに入ってしまうわけです。もし、これが昼食直後であったなら、昼食で摂取したカロリーが効率よく脂肪に転換されてしまう結果になります。また、眠っている時間は同時にエネルギー消費も抑えられます。この時間が長ければ長いほど、この蓄積促進モードの時間が長くなりますので、1日に消費する総エネルギー量が減ってしまうことになります。このような理由から、とにかく朝起きてから夜眠るまで眠らなかった場合はプラス5点、そしてその時間が 16 時間以上であった場合には、さらにプラス5点で 10 点獲得という評価にしました。

　しかし、後述しますが、だからといって起きている時間が長ければ長いほどよいかというと、そうではないのです。睡眠時間が短か

すぎると、今度は別の理由でダイエット効果は低下します。このあたりが、人間の身体のよくできているところであり、微妙なバランスが望まれるところです。

　学校などで午後一番の授業中、睡魔に襲われて心地よい眠りに入る学生や生徒さんが多いと思いますが、今さっき食べた昼食が、着々と脂肪に転換されていく状態にあることをお忘れなく！　奮起して起きて、授業をしっかり聞いた方が身のためですよ！　きっと……。

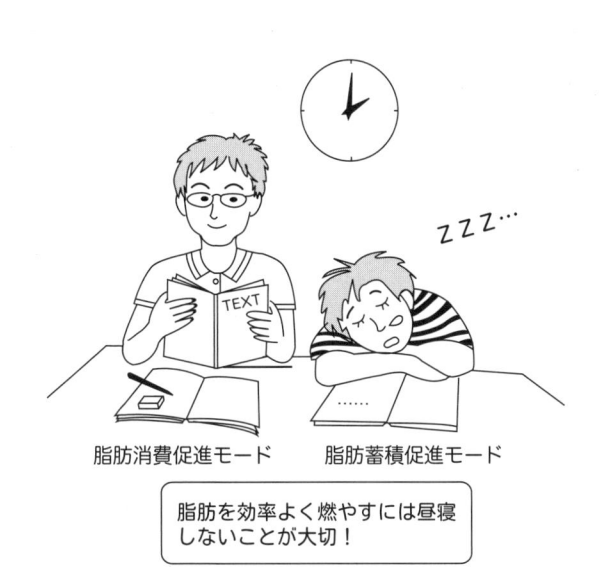

脂肪消費促進モード　　　脂肪蓄積促進モード

脂肪を効率よく燃やすには昼寝しないことが大切！

(5) 入浴は夕食後にした ＋5点

(夕食後4時間以上起きていた人はさらに ＋5点)

自己採点用得点表	
夕食後に入浴した場合	5点
夕食後に入浴し、就寝時まで夕食から4時間以上が経過している場合（さらに＋5点）	10点

　体脂肪が主として睡眠時に合成されることを考えると、夜ベッドに入る時に、余っているエネルギーが少なければ、必然的に脂肪の蓄積は少なくなります。朝食や昼食で摂ったカロリーは、活動によってすでに消費している可能性が高いので、夜眠る時に余っているエネルギー量のカギを握るのは、一日の中でエネルギー摂取の最後の機会であり、就寝時までの時間が一番短い食事、すなわち夕食で摂取したカロリーということになるでしょう。

　しかし、だからといって、夕食の量を極端に減らすと、空腹感でよく眠れなかったり、栄養不足に陥ったりする危険性があるので、夕食は適量を食べる必要があります。そうすると、夕食はしっかり食べて、なおかつ眠る時にカロリーが余っていない状態を作るためには、夕食後にエネルギーをできるだけたくさん消費することが重要になります。このためには、比較的早い時間に夕食を摂取し、夕食後から就寝までの活動時間をできるだけ長くとること（できれば4時間以上）と、その間にできるだけ活動的に過ごすことが必要ですが、この限られた時間の中で、非常に大きなエネルギー消費の機会になり得るのが入浴です。

入浴するという行為は、一日の汚れを洗い流して身体を清潔にすることや、リラックスさせるだけでなく、体や髪の毛を洗う作業で全身を動かす他、お湯によって体温を向上させ、血流を促進し、全身の新陳代謝を活発にさせます。当然の事ながらエネルギー代謝も活発になりますので、これはエネルギー消費が比較的少ない夜の時間帯においては、大きなエネルギーを消費する非常に貴重なチャンスといえます。したがって、「早めの夕食と夕食後の入浴および活動」がダイエットに効果的な生活リズムを作ることになるのです。

　しかし、一般的な人々において、この時間帯における過ごし方を見てみると、夕食後から就寝までの時間に、たくさんのエネルギーを消費するのは案外難しいのが現状のようです。例えば、夕食を早めに摂ったとしても、その後は家でゆったりと過ごすことが多いため、あまり活動的に動かない傾向が見受けられます。この時間に、テレビを観ながらお菓子までつまむ人も多いのではないでしょうか？逆に、残業などで遅い時間に帰宅した場合は、夕食の時間は必然的に遅くなり、翌朝のことを考えて食後はすぐに就寝、という生活を続けている人も少なくないでしょう。また、外から帰ってきたら、まず風呂へ直行し、風呂上がりに晩酌しながら夕食をという人もいらっしゃると思います。このような生活習慣だと、夕食後から就寝までという限られた時間、ただでさえエネルギーを消費するチャンスが少ない状況なのに、エネルギー消費が大きい入浴まで夕食前にすませてしまうとすれば、夕食で摂ったカロリーの消費はますます進まず、より多くのカロリーを余らせた状態で就寝を迎えてしまうことになってしまいます。これが毎日のことだとすると、非常に脂

肪が蓄積されやすい条件が続くことになるので、結果はどんどん太って行くという事になりやすいのです。したがって、とりあえず入浴が夕食の後だったというだけでもプラス5点、その上で夕食後から4時間以上経過してから就寝した場合は、さらにプラス5点で10点獲得という評価にしました。

　家に帰ったら、「まずは一風呂浴びてから……。」の習慣より、「おなか空いた〜。すぐごはんにして〜。」という習慣が、どうやらダイエットには正解のようですね。

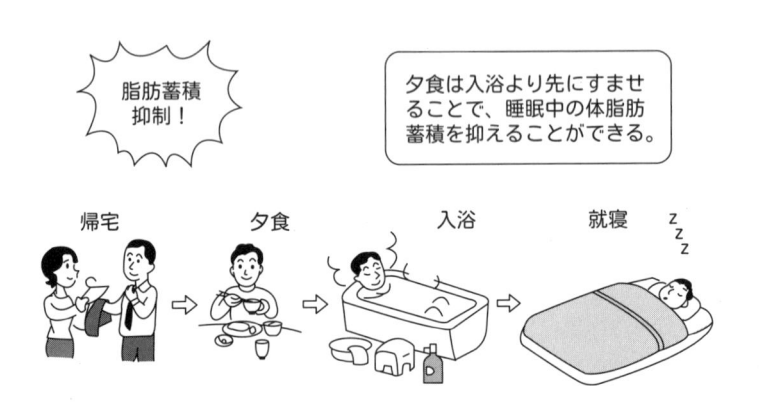

脂肪蓄積抑制！

夕食は入浴より先にすませることで、睡眠中の体脂肪蓄積を抑えることができる。

帰宅 → 夕食 → 入浴 → 就寝

(6) 夜食しなかった ＋5点

（一日を通して間食をしなかった人はさらに＋5点）

自己採点用得点表	
夜食（夕食後から就寝までの間に再び食事）しなかった場合	5点
朝、昼、夕の3回の食事以外で、一日を通していっさい間食をしなかった場合（さらに＋5点）	10点

　先述のように、体脂肪が主として睡眠時に合成されることを考慮し、就寝までの活動時間を長くとることによって、就寝時に余っているエネルギーをできるだけ少なくすることができます。だから「早めの夕食」が、ダイエットに効果的であるということでした。

　ところが、特に夜遅くまで起きていなければならない場合など、夕食を早く摂りすぎたり、量が十分でなかったりすると、就寝前に空腹を感じてしまって、そのために寝つけないような事態が起こることも考えられます。しかし、それで夜食を摂ってしまっては、早めに夕食を摂った意味がなくなってしまいます。もしこの時、ちょっとした誘惑に負けて夜食をしてしまった場合は、今摂取したカロリーを消費し切れないままで、就寝を迎えるために、余ったエネルギーがより多い状態を招きます。つまり、夜食した分のエネルギーは他に使われることが少なく、ほとんどが脂肪となって蓄積するという事態に陥りやすくなるのです。だから、夜食はダイエットには大敵、厳禁といわれているわけです。

　このような事態を避けるためには、適切な時間に適量の夕食を摂り、適切な時間経過後、すなわち空腹を感じる前に就寝するという

のが大切です。要するに、夕食が終わった後は、「もう今日の食べるチャンスはおしまい！」と解釈して、空腹を感じそうになったらすぐ、何も食べずにとりあえず眠ることを考えた方がよいというわけです。そして、今食べたくなったものは、一生我慢して食べられないものではありません。明日の朝になれば堂々と食べられるものだということを意識し、朝起きるのを楽しみにして、さっさと眠るようにしましょう。これがストレスを溜めずに夜食を絶滅する秘訣だと思われます。

　一方、昼間の間食についても同じようなことがいえます。食事の時間以外でちょっと食べたいと思うものがあった時は、それを我慢して食べないようにするというのではなく、「キープしておいて次の食事の時間に一緒に食べよう！」と考えます。そうすることで、ストレスが少なくなり、結果的には間食絶滅も実現できる可能性が出てきます。夜食だけでなく、間食もしないようにできれば、ダイエットには非常に効果的です。

　コーヒーに入れる砂糖のところでも説明しましたが、糖質を摂取すると、体内では皮下脂肪の分解を数時間にわたって抑制するように働き、身体が「脂肪消費促進モード」から「脂肪蓄積促進モード」に入ります。朝昼夕の3回の食事以外に糖質を食べる間食をすると、この「脂肪蓄積促進モード」時間が増え、皮下脂肪を合成させようとする時間が長くなってしまいます。こうなると、1日に消費する総エネルギー量を減らしてしまうため、ダイエットの妨げとなるのです。そして、この間食はたとえ少量、低カロリーであっても、蓄積促進モードのスイッチを入れてしまう結果になるので、絶滅する

ことが重要です。小腹が空いたときに、おいしそうなおやつを見ると、ついつい一口つまんでみたくなります。少しぐらいならたいしたカロリーじゃないだろうと思われるかもしれませんが、実は問題は別次元の話で、食べたものの含んでいるカロリーではなく、その後数時間にわたって脂肪分解が抑制されることの方であることを、しっかり憶えておいて下さい。したがって、とにかく夕食後の間食である夜食をしなかった場合にはプラス5点、1日を通して朝昼夕の3食以外に一切間食をしなかった場合はさらにプラス5点で10点獲得という評価にしました。

しかし、現実的には打ち上げパーティや特別な日など、夜遅くまで飲み食いすることもあるでしょうし、人間ですからどうしても我慢できないで間食してしまうこともあるでしょう。その時は、残念ながら得点は得られませんが、それが連日にならないようにすることと、食べてすぐに横になって眠らないように気をつけましょう。食べてすぐに体を横にすると、胃から食道へ胃酸が逆流する逆流性食道炎を引き起こす可能性がありますし、夜食後少しだけでも時間をおいてから眠るように心がけることで、余ったエネルギーをわずかでも減らすことができるからです。

風呂上がりの冷たいジュース一杯、寝がけの甘いアイスクリーム……。これらは大変魅力的ですが、何とか誘惑を断ち切る方向で考えましょう！その代わり、翌朝起き抜けのフレッシュジュース、目覚めのアイスクリームは堂々と食べてよいのです。これを楽しみにして……。今夜もお水を飲んでゆっくり眠りましょう。

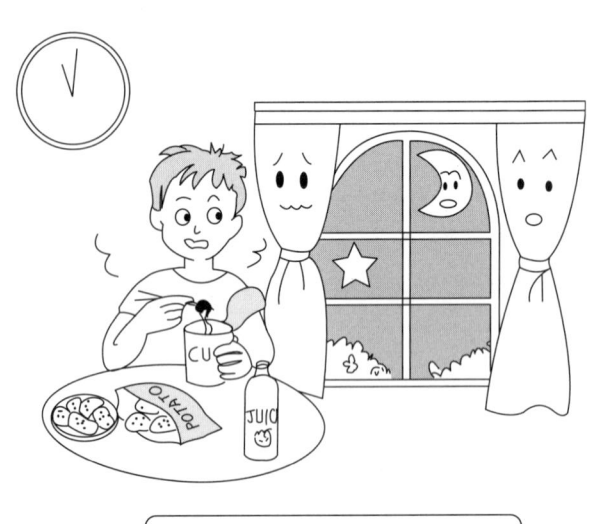

間食・夜食はダイエットの最大の敵！

（7）お酒を飲まなかった　＋5点
（就寝直前にお酒を飲んだ場合は－5点）

自己採点用得点表	
お酒を飲まなかった場合	5点
就寝直前にお酒を飲んだ場合（5点減点）	－5点

　お酒が好きな人。たくさんいらっしゃると思いますが、効果的なダイエットという観点から考えると、残念ながらできるだけ飲まない方がよいといえます。

　アルコールが脂肪蓄積を促進させる仕組みについては、第2章に詳しく記しました。要するに一番の問題は、体内でアルコールが分解される過程で、脂肪の合成を刺激する成分が、大量に発生することなのです。つまり、アルコールそのものに含まれるカロリーよりも、この成分の作用によって、血液中の脂肪酸が、どんどん皮下脂肪に合成する反応を促進させてしまうのが、大きな問題ということです。もし、このアルコールを就寝直前に摂取（いわゆる「寝酒」）した場合には、脂肪蓄積が促進されるモードに入った状態で、睡眠という一日で最もエネルギー消費が少ない時間を迎えることになります。これは言わば、脂肪太りする条件としては「ダブルパンチ」の状態です。したがって、一滴もアルコールを飲まなかった日は、それだけでプラス5点ですが、少しでも飲んだ日は得点なしとし、さらに就寝直前に飲んだ場合は、脂肪蓄積にとってあまりに好条件なために、マイナス5点という評価にしました。

　ところが、お酒をよく飲む方同士の話の中で、しばしば「ビール

に含まれるカロリーはそれほど高くないから、少々飲んでも太らない」とか、「太るのは酒ではなく、その時に一緒に食べる高カロリーのおつまみのせいだ」というのを耳にします。そして、そのことから「酒をやめてジュースにすると、余計にカロリーが高くなって太る」とか、「おつまみを食べずにビールを飲めばたいして太らない」などと解釈して、お酒の量を減らしたり飲まない日を作ることに、頭から消極的な方が意外と多く見受けられます。これらの方は、体内で起こっている脂肪蓄積促進作用についてぜひ知って頂き、お酒との上手なつきあい方について、再考して頂ければと思います。

　参考までに、これらの脂肪蓄積の促進作用を避けた上で、お酒を飲む方法がないわけではありません。朝一番に飲んで、そのあと長時間起きている状態をキープし、アルコールが十分分解してから夜を迎えるということであれば、脂肪蓄積の促進作用を最小限に抑えられそうです。しかし、現実的にはこのタイミングで飲酒するのは無理がありますよね……。それに、夜に比べて身体の活動量が大きい朝や昼からアルコールを飲むということになると、今度はそれを分解する肝臓に多大な負担がかかってしまい、肝機能障害を発症しかねません。ですのでこれは NG です。だいいちこんなことをしたって、楽しくは飲めないでしょう。どうしてもお酒を飲みたい人、晩酌こそ一番の楽しみという人は、無理にお酒を止めないで、他の項目で得点できるように頑張るという手もあります。精神衛生上、その方がよいかもしれません。

　ちなみに私は、パーティーの時など、ビール、日本酒、ワインからウイスキーに至るまで普通に飲みますが、毎日の晩酌という習慣

がありません。ですので、私のような者にとって、この項目は1年中、ほとんどの日が何の苦痛もなくプラス5点が獲得できるというボーナス項目になります。でも、お酒が好きで毎日飲みたい方にとっては、少々つらい項目かもしれません。そういう方々は、毎日当たり前のように飲むのを控え、飲まない日を週1日でも作ることから始めてみてはいかがでしょうか？

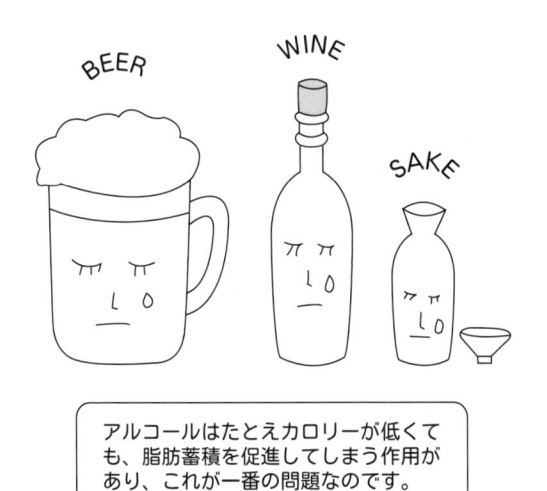

アルコールはたとえカロリーが低くても、脂肪蓄積を促進してしまう作用があり、これが一番の問題なのです。

(8) たばこを吸わなかった ＋5点

（1日に20本以上吸った人は－5点）

自己採点用得点表	
たばこを吸わなかった場合	5点
1日に20本以上吸った場合（5点減点）	－5点

　喫煙する方のなかには、「禁煙すると太るから禁煙しない」という人がいますが、これは大きな誤解です。喫煙を続けることは、健康にとって肥満より危険な状態を生むことを、まず認識して頂きたいと思いますが、実は体脂肪の減量という観点から見ても、非常に好ましくない状況といえます。

　たばこを吸うと、ニコチンやタールをはじめとする約200種類の人体に有害な成分を摂取することになり、その結果数多くの疾病を引き起こすことが知られています。つまり、たばこは人体に「百害あって一利なし」という存在なのです。しかし、それがわかっていても、一度喫煙することが習慣化してしまうと、ニコチンによる依存作用により、かなり高い確率で禁煙することが難しくなります。そしてこれが、長期間にわたって喫煙し続ける要因になっているというわけです。

　喫煙により体内に取り込まれた数多くの有害成分の内、ニコチンは末梢の血管を収縮させる作用があります。その結果、血流を停滞させ、各組織における代謝が阻害されるため、基礎代謝が低下します。さらに、同じくたばこに含まれる一酸化炭素を吸い込むことによって、ヘモグロビンと結合する酸素の量が減るため、各組織が必

要とする酸素がますます運ばれにくくなります。その結果、有酸素運動によって効率よく燃焼されるはずの脂肪を、うまく消費することができません。つまり、喫煙は人体をどんどん太りやすい体質に変化させていることになります。これは、第1章の「やってはいけないダイエット」の中で紹介した、無理なダイエットによって基礎代謝が低下して、次に訪れるリバウンドのスタンバイができている状態によく似ています。したがって、喫煙を続けるということは、リバウンドする無理なダイエットを続けているのと同じような状態といえますので、喫煙をしながらの効率よいダイエットはあり得ないことが理解できると思います。

　一方、喫煙習慣のない非喫煙者の人々は、まったく安心かというとそうではありません。自分自身がたばこを吸わなくても、たばこを吸う人の近くにいれば、煙に含まれる有害成分を吸ってしまうことになります。これを受動喫煙といいます。近年、この受動喫煙による健康への悪影響が社会的に認識され、公共の建物内での喫煙を禁止することを定めた健康増進法が成立したことによって、受動喫煙の機会は以前よりは減りました。しかし、喫煙所の近くを通らなければならなかったり、家に喫煙者がいる場合など、本人の意志に反して受動喫煙をしてしまうケースもあります。その場合は、非喫煙者でありながら、たばこを吸った人と同じ評価で採点しなければなりません。このような状況を、喫煙者の人々にご認識頂き、ぜひ禁煙にご協力頂きたいと思います。したがって、たばこを吸わなかった場合はそれだけでプラス5点ですが、1本でも吸ったかあるいは吸っている人の近くにいた場合は得点なしとし、さらに1日20

本以上吸った場合は、基礎代謝を著しく低下させている可能性が高いため、マイナス5点という評価にしました。

　ちなみに、私は喫煙習慣がまったくありません。こういう人たちにとって、この項目は年間通してほとんどの日が、何の苦痛もなくプラス5点が獲得できるボーナス項目になりますが、喫煙者にとっては非常につらい項目になろうかと思います。しかし、これは先述のお酒とは違って、いくらつらくても禁煙に努める方向で考えて頂きたいと思います。そしてセーフティダイエットにチャレンジするなら、自分だけでなく、周りに喫煙者がいない環境を作るべく、努力することも必要になります。喫煙者はまずご自分が禁煙を、非喫煙者はこれを機会に近くにいる喫煙者に禁煙を迫ってみては……？

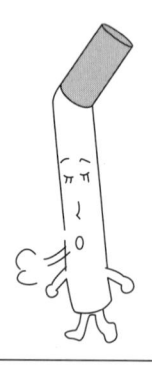

喫煙は基礎代謝を低下させ、やせにくくて太りやすい体質をつくります。

(9) バランスの良い食事をした ＋10点

自己採点用得点表	
タンパク質を中心にして脂質を控えめ、ビタミン、ミネラルを十分に摂った。そして極端な食べ過ぎや欠食をしなかった。	10点

　この自己採点式ダイエット、すなわちリバウンドしないセーフティダイエットの基本的なスタンスは、食事の量を極端に減らすことなく、エネルギー摂取のタイミングと消費の効率を重視するというものです。しかし、だからといって、好きなものをいくらでも食べてよいということではなく、現状の食事の量が、標準的なものからあまりにも多過ぎたり、栄養バランスが偏ったものであった場合には、やはり食事を制限したり、内容を調整する必要があります。そしてその制限、調整後の食事は一時的なものではなく、極端に言うと生涯通じて続けていけるような内容のものにしなければなりません。したがって、食事量は多過ぎずまた少な過ぎず、適量をそれもバランスよく食べることが大切です。

　基本的には、タンパク質を多く含み、さらにビタミン、ミネラル分を十分に含んだ食品をできるだけ多く摂るように心がけます。これらの栄養素は体内で脂肪になることはなく、しかも身体にとって不足してはならない必須の栄養素です。一般的にこれらを摂りすぎて困ることはありません。ですので、特に大食漢の人などは、これらの栄養素で満腹感を得るようにすれば、それほど苦痛を伴わずに糖質や脂質の摂取量を抑えることができます。一方、糖質と脂質について、摂り過ぎに注意するのは大切ですが、逆に不足した状態を

続けるというのは好ましくありません。脳を活動させるためには、糖質を源にしたエネルギーが必要ですし、脂肪も身体に必要な栄養素であることに変わりはありません。極端に脂質の少ない食事をすると腹持ちが悪く、空腹感から多大なストレスを感じてしまうことになります。また、空腹を感じる状態長く続くと、身体は「飢餓状態」と認識して脂肪の吸収と蓄積を促進するモードに入ってしまい、苦痛を伴う割にはダイエット効果が上がらないということが起こり得ます。ですので、糖質と脂質は不足がちにするのではなく、標準的な適量を摂取するように心がけるのが理想です。参考までに、効率よくエネルギーを生み出す摂取栄養素の理想的な割合として、PFC（タンパク質：脂肪：糖質）バランスというものがあります。これによると、15：25：60の割合で各栄養素を摂取し、プラスαでビタミンやミネラルを加えるとバランスが良く、身体が疲労しにくいといわれています。人間の身体にとって、脂質と糖質がいかに必要なものであるかが、この指標から理解できるでしょう。

　ただし、現実的にはすべての食品の栄養素を細かく調べたり、PFCバランスを毎回計算したりするのは大変なので、これらのことは知識として知っておいて、運用面ではおおざっぱに考えてよいと思います。例えば、PFCバランスを参考に、ダイエットに効果的なお弁当を作る場合、お弁当箱の半分以上はご飯を、残りスペースに肉や魚などの脂肪およびタンパク質系のおかずを詰め、別容器に野菜や果物を入れるというイメージでよいと思われます。そして、それだけでは足りないという人については、タンパク質やビタミン、ミネラル系統のものをおかわりするようにすれば、糖質と脂質の必

要量を確保した上で、摂り過ぎを防ぎ、しかも満腹感を得られるということが実現できます。したがって、正確な値を計算しなくても、こういったことを心がけて極端なアンバランスや食べ過ぎ、欠食をしなかった場合にはプラス10点という評価にしました。

　欲張って、短期間に脂肪を減らしてやろうとすると、恐ろしいリバウンドが待っています。そのことに十分留意して、食事メニューを考えましょう。少しずつ、いわば身体に気づかれないように、時間をかけてバランスの良い状態に持っていくイメージが、ダイエット成功のカギを握ることでしょう。

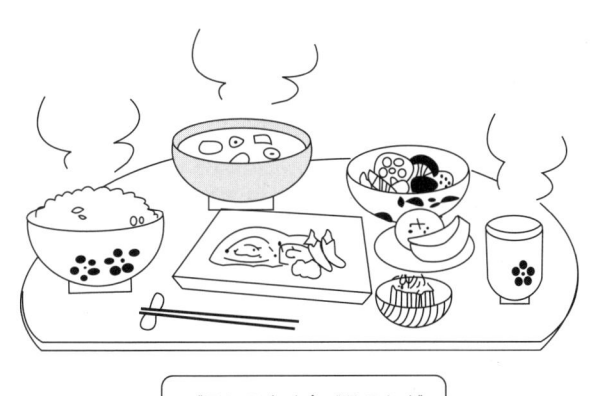

バランスよく食べることがダイエットには不可欠！

（10）効果的な運動をした　＋5点

（運動の仕方によって＋5〜＋30点）

自己採点用得点表	
① 一日の中で何らかの運動をした場合	5点
② 運動した時間が夕食後だった場合（さらに＋5点）	10点
③ ストレッチングなど柔軟性を高める運動が含まれていた場合（さらに＋5点）	15点
④ 30分以上継続した運動だった場合（さらに＋5点）	20点
⑤ 筋肉増量運動（ダンベル運動など）が含まれていた場合（さらに＋5点）	25点
⑥ 運動後の睡眠時間を6時間以上確保した場合（さらに＋5点）	30点

※得点例：

　30分以内の運動で昼間にダンベル運動をした場合は①＋⑤で10点

　30分以上継続して昼間に運動した場合は①＋④で10点

　自己採点式ダイエットの最後の項目は、エネルギー消費の量を直接左右する運動です。エネルギー摂取面だけに着目し、消費面を考慮しないダイエットは、必ずといってよいほどリバウンドしますので、この運動の仕方が非常に重要な意味を持つことは、いうまでもなく理解して頂けるでしょう。しかし、ただやみくもに運動すればよいというわけではありません。効率の悪い方法で運動しても、しないよりはましですが、十分な効果を期待することはできません。そこで、第2章で述べた科学的な理論の下、ここでは現実にどのような運動を、どのように行えばよいのかについて、実例を挙げて説明していきたいと思います。

① 運動することを意識することは、セーフティダイエットの基本である、消費面を充実させる上で不可欠な要因です。したがって、今日1日の中で、とにかく何か運動をしたという人。例えばダイエット体操をした、いつも車で出かけるスーパーに自転車あるいは歩いて行った。通勤や通学でしっかり歩いたなどを含め、自分で運動をしたという自覚がある人は、一律に5点獲得という評価にしました。

② 運動をしたタイミングが夕食後から就寝前の時間帯であった場合は、他の時間帯で行った運動より、さらにプラス5点という評価にしました。これは、先述の「入浴は夕食後にした」のところで述べた理由と同じです。体脂肪は主として睡眠時に合成されるので、就寝時に余っているエネルギーが少ない状態を作ることができれば、脂肪蓄積を抑えることができます。よって、1日の中で、最後にエネルギー摂取する機会である夕食後を活動的に過ごし、いかにたくさんのエネルギーを消費するかということが、蓄積される脂肪量を減らすポイントになります。つまり、同じ運動をするなら、このタイミングで運動を取り入れることが、最もダイエットに効果的というわけです。

③ 運動の種類について、行った運動の中に例えばストレッチングなど、柔軟性を高めるような運動が含まれていた場合、これが含まれていない運動に比べて、さらにプラス5点という評価にしました。柔軟性を高めるということは、筋肉の可動域を広

げて動きを大きくすることにつながる上に、筋肉内外の血流を促進する効果が期待できます。その結果、体温や代謝がアップし、各細胞組織への酸素供給もよりスムーズになることから、基礎代謝の向上につながるというわけです。

④ 運動継続時間によって、その運動のために消費されるエネルギー源である糖質と脂肪の消費割合は変化するといわれています。比較的短時間で終了する運動や運動開始直後は、エネルギー源として糖質が中心に消費されますが、運動する時間が長くなるに連れて脂肪の消費する割合が増えます。そして、運動開始後だいたい30分程度経過すると、糖質よりも脂質の消費する割合が多くなっていきます。したがって、同じ強さで同じ量の運動であっても、10分間の運動を6回するよりも、60分間の運動を1回した方がより多くの脂肪が燃えるということになります。これらの理由から、運動の継続時間が30分間以上だった場合、30分間以内で終わった運動よりプラス5点という評価にしました。

⑤ 運動の内容について、行った運動の中に例えばダンベル運動など、筋肉量を増やす運動が含まれていた場合、これが含まれていない運動と比べてさらにプラス5点という評価にしました。筋肉量が増えると、その身体を維持するためにより多くのエネルギーを必要とします。その結果、活動代謝および基礎代謝ともに向上し、より太りにくい体質になるというわけです。

⑥　運動後の睡眠時間を6時間以上確保した場合、これよりも睡眠時間が短い場合と比べてさらにプラス5点という評価にしました。運動に関係する項目の中に、なぜ睡眠時間を確保する話が出てくるのか、いささか不思議に思われるかもしれません。また、「昼寝しなかった」という項目の中で、16時間以上継続して起きていた場合にプラス5点という評価をしているのに、なぜ多く眠った方がよいのかについても、疑問をもつ方がおられるのではないでしょうか？

　その理由は、主に筋肉を増やす運動と関連が深いことによるものです。エネルギーを消費するためには、確かに昼寝をせずにできるだけ長い時間継続して起きていることが大切なのですが、夜の睡眠時間まで短くしてしまうと、今度は睡眠中に多く分泌される成長ホルモンが十分に分泌されないことになります。そうなると、せっかく運動刺激を与えた筋肉の増量が効率よくできず、基礎代謝を恒常的に高く保つことを阻害してしまうという事態にもなります。先の「昼寝しなかった」という項目でもプラス5点を確保しながら、さらにここでもプラス5点を獲得するには、夜の睡眠時間を6〜8時間の間にして、それ以外の時間を継続して起きておけばよいということになります。寝過ぎも寝不足もダイエットにはよくないと憶えておきましょう。

以上の点を全般的に踏まえると、例えば夕食後に15分間以上のストレッチ運動と15分間以上のダンベル運動を続けて行い、その後

で睡眠時間をしっかりと確保すれば、この項目で満点の30点が獲得できるというわけで、これは非常に効率の良い運動の一例といえます。これらの例を参考にして、個々人の生活スタイルに合わせた、最も効率の良い運動方法を見つけて頂きたいと思います。

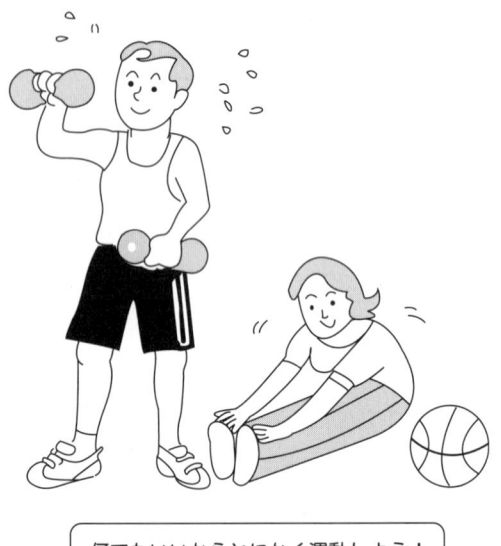

何でもいいからとにかく運動しよう！

2. めざすは年間平均80点、大学の「優」ランク

　以上、10項目から構成されている「自己採点式ダイエット」を、まずは実践してみましょう。そして、その結果を巻末のチェックシートに書き込み、今日1日のダイエット生活について自己採点してみましょう。今日の得点はいかがでしたか？90点以上あった人、大変すばらしいです。気分良く眠りましょう。50点以下だった人、現実的にはそんな日もあるさ……。あまり気にしないでまた明日頑張りましょう。

　リバウンドしないセーフティダイエットを実現するためには、みなさんの生活や行動を1つの項目だけに固執するのではなく、全般的、総合的に評価することが大切です。また、それに加えて1日単位ではなく、長期的に評価することも忘れてはならない重要なポイントです。よく、健康番組などでダイエットによいのが、ココアだと聞けば、「ココアさえ飲めば、あとは何もしなくてもよい」と考える人、コーヒーだと聞けば、「コーヒーを飲めるだけ飲む」という人、この体操だと聞けば「毎日その体操だけする」という人などがおられます。しかし、これらはいずれも情報の一部だけを取り上げて、それを過大に評価してしまっているため、逆に正常な生活のバランスを崩してしまう可能性があります。こうなると、ダイエット効果が上がらないばかりか、健康を害してしまうことさえあり、望ましくありません。要するに、「これさえすれば後は何もしなくてもよい」というダイエットや「楽に短期間でできてリバウンドしない」

というダイエットは、残念ながら今のところあり得ないと考えるのが妥当でしょう。

　そういう意味から考えても、この「自己採点式ダイエット」は個々人の環境や事情に応じて、生活を全般的、総合的かつ長期的に評価できるため、効果的なダイエットの実現に貢献するものと思われます。もちろん、前述した10項目のすべてに留意して生活するのが理想ですが、例えばお酒を飲みながらダイエットしたい人や間食をしながらダイエットしたい人も、この他の項目で頑張れば評価を上げることもできます。そして、この評価がたとえ50点程度であっても、何も気にせず暮らしていて0点の生活をするよりは、体脂肪の蓄積を防ぐ点ではるかに効果的といえるでしょう。

　一方、「よ〜しそれなら！」と意気込んで、毎日100点を取り続けようと、個々人の事情や環境を一切無視して、あまり極端に無理をしながらこの自己採点式ダイエットに取り組むと、やはりストレスが大き過ぎて長続きしないことが予想されます。妥当と思われる目安は60〜80点。これは、大学の成績でいえば十分な合格点です。特に80点以上は「優」のランクですから、この得点がキープできる人は、効果的なダイエット生活の「優等生」ということになります。まず、自分にとってあまり大きなストレスにならない項目について毎日の習慣にするよう心がけ、それ以外の項目についてはできる範囲で気をつける、といった感じで試してみてはいかがでしょうか？

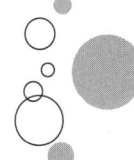

資料編
ダイエット実施関連事例報告集

筆者が担当する講義を受けた大学生らが、実際に実施した方法などをレポートしたものの中から、本書で紹介した項目に関連したテーマについて、内容を要約して紹介します。

◎ダイエット失敗体験と成功体験

　まず、講義を受ける前に私が試みた減量方法について報告します。一番初めに取り組んだのが友だちから勧められた「りんごダイエット」でした。毎日3食りんごばかりを食べる方法です。普段はなかなかできにくいと考えて、夏休みに実行しました。1日目はりんごを食べるだけでなく、はりきってプールにまで行って、思い切り体を動かしました。夜中におなかが空いてきましたが、頑張って我慢しました。2日目もまだまだ元気で、おなかが空きながらもやる気満々。でもりんごがあまりおいしく感じられなくなっていました。3日目になると、おなかはあまり空かなくなったけど、体に力が入らなくて、寝てばかりいました。体を動かさないと意味がないと思って、無理やり動かそうとするけど、すぐに気持ち悪くなって無理でした。

　4日目に親からストップがかかってこのダイエットは中断。結局約2kg減量しました。このあと1週間ぐらい体調がよくなくて、夏休みが終わる頃には元の体重に戻ってしまいました。貴重な夏休みを無駄に過ごしてしまったと後悔しました。この経験のせいかどうかはわかりませんが、最近好んでりんごを食べなくなりました。高校の時の同級生で、このダイエットで栄養失調になり、骨と皮だけになってしまった人も知っています。その後も病気がちで、手術などを受けることになり、その人は高校3年生の半分を無駄に過ごしてしまいました。

　次に行ったのは、「○○ラップダイエット」。これはおなかの周りや太ももの周りにラップを巻いて運動したり、寝たりするものでした。先のりんごとは違い、栄養面で問題ないし、たいしてストレスにもなりません。朝起きてラップを取ると、ベタベタして気持ち悪かったけど、汗がいっぱい

資料編　ダイエット実施関連　事例報告集　95

出てる分、なんだかやせているような気になれました。でも、2週間ぐらい続けたものの、毎日運動や寝る前にラップを巻くのは面倒で、長続きしませんでした。結果、やせる効果はまったくなしで、太ももには汗疹ができてしまうし、このダイエットはりんごダイエットに続いて失敗に終わりました。

そして、講義を受けた後、今年の夏休みに実行したダイエットは、

① 3食はしっかり摂って、食後にブラックコーヒーを飲む
② 食事の後、家事をしたりして活動的に過ごす
③ 間食は摂らない
④ ジュースは飲まない
⑤ なるべくクーラーにあたらない
⑥ 昼寝をしない

というものでした。まず①ですが、私はブラックコーヒーが嫌いではないので、これは苦痛なく実行できました。②は、ちょうど姉が体調不良だったため、私が食事を作ったり洗濯したりしたので、これも自然に実行できました。③は、普段から間食する習慣がある私にとっては非常に厳しいものでした。特に実家には珍しいお菓子が必ずといってよいほどあるので、何度も誘惑に負けそうになりました。でも1度だけ饅頭を食べただけで、あとは実行できました。④も炭酸飲料が好きな私にとって、厳しかったけど、お茶などで乗りこえました。⑤⑥についても、守り切りました。いつも三日坊主になりがちな私も、この減量方法は結構続けることができました。結局この方法を3週間続けた結果、2週間目ぐらいから効果が出てきて最終的には3.5kg減量しました。しかも、いつもならこの後反動がきて過食気味になるのですが、今回の方法ではまったくそんなことはありませんでした。

……（後略）……

◎ゆっくり運動＋食事管理＋アルコール減量

　私がダイエットのために選んだ運動は水泳だった。一番最近までしていたスポーツであり、「全身運動」であるからダイエットに効果的と考えた。

しかし、もともとタイムトライアル的な（スピードを競うような）泳ぎしかしてこなかったので、すぐにバテてしまい、長く泳ぐのは苦手だった。そんな私を見て、当時のインストラクターがこの講義で聞いた話と同じような話をしてくれた。それは速く運動するのではなく、ゆっくり長く運動する方が効果的だという内容の話だった。それからはゆっくり泳ぐように心がけるとともに、これに加えてマシントレーニングを始めた。そして、これもゆっくり行うようにに心がけた。

　これと平行して食事の管理にも気を配った。私はただやせるだけではなく筋肉をつけたかったのでいかに食べるか、ということを考えた。最初は甘いものを絶とうとした。アイスクリーム、ケーキ、ドーナツ、チョコレートなどは、明らかにカロリーの固まりである。「御菓子さえやめたらすぐやせるって」と男性はよく言うが、これを絶つのは女性にとって男性が思う以上につらいことである。私も何度も試みては挫折していた。でも、それは完全に絶とうしたからであると思う。完全に絶ってみた時は、反動で今まで以上に食べてしまうことが多かった。しかし、「今日は食べるぞ」という日を作ると、かえってセーブが効いて食べ過ぎずにすむようになった。あとは、油分の多い食品を控え、鶏肉のささみや納豆をはじめとする大豆など、タンパク質中心に摂取するように心がけた。……（中略）……　禁酒も同様で、完全に絶つのは初めからあきらめていたが、甘いものと同じように、量と回数を減らすように努めた。そして、規則正しい生活を送る。講義で言われていたことばかりであったが、これを3か月続けた結果、私の体重は7.5kg落ちていた。その後2か月で1.5kg戻ったが、ウエストが5cm、ヒップが6.7cm、太ももが4.2cm、ふくらはぎが2.6cm、上腕が0.5cmサイズダウンしていた。そして、以前より筋肉がついたように感じる。……（中略）……体力がついてきたようで、最近は多少無理をしても何ともなくなった。身体も軽くなり、動きやすくなった。何より太りにくくなった事が大きい。以前は増えやすく減りにくい身体が、減りやすく増えにくい身体に変わったようである。……（中略）……

　今回、私は正しい方法で脂肪を減らし、筋肉をつけた。正しい方法と努力

があれば、ダイエットはきっと成功する。「ダイエットしてるのにやせない」というのは方法が間違っているか、努力が足りないかである。私も過去の自分を反省し、今食事はあまり制限していない。バランスよく食べることを心がけている。今後の目標は、現在の状態の維持と持久力をさらにつけること。一度やり抜いた自信は、次にもきっと生かされるはずである。
……（後略）……

◎生活習慣の改善こそ究極のダイエット

　講義を聴いて私はショックを受けた。やはりダイエットは生活そのもののことなのだと改めて知ったからだ。そして、最近の自分の生活を振り返ると恐しく思った。自分の生活が、講義の中で出てきた太りやすい生活に、すごく近いものであったからだ。朝起きて時間がないために朝食を摂らずに学校に行き、昼に学校の食堂でブランチを摂る。家に帰っておなかいっぱい夕食を食べてすぐに寝たり、ゴロゴロとテレビを見たりして過ごす。その間にはジュースを飲んだり、果物をたくさん食べたりと間食も多い。その上、アルバイトのある日などは、間食だか夕食だかわからないような食事をアルバイト前後に摂るため、1日5食ぐらいの食事になる。太るはずである。間食と夜食が習慣化してしまい、止められないという悪循環になっている。このような生活をしていたのでは、仮に体操してもダイエットに効果はないだろうと思った。ダイエットを成功させるには、朝食をしっかり食べ、夕食を控えめにし、なるべく運動するといった、ごく当たり前の規則正しい生活がなくてはならないものであることがはっきりとわかってきた。……（中略）……生活を改善するダイエットが結局は一番効果的で長持ちすると思う。そこで今までの生活を反省して、この夏休みに「良い例の生活」を実践してみた。夜中の間食を止めるのも初めのうちはつらかったが、摂らないように心がけているうちに、それほどストレスを感じずにできるようになった。そして、朝からきちんとたくさん食べられるようにもなった。この生活を続けて2～3週間後、体重は3～4kg減少していた。この講

義を通して、究極のダイエットとは、結局規則正しい生活をすること。ただそれだけなのだと身をもってわかった。

◎消費中心のダイエット記録で楽しくやせて健康に

　もともと身体を動かすことが好きで、運動神経も悪くなかったため、体育の時間も特に苦手なものなく一通りこなすことができた。そのためか、特に思い入れのあるスポーツも見いだせなかった。そんな中で生涯スポーツという言葉を知り、自分もスポーツを通して健康な一生を過ごしたいと考えるようになっていった。しかし、高校ではマネージャー業に忙しく、大学に入ってからは実行委員会に入ってますますスポーツとは縁遠くなってしまっていた。そして今自由な時間が増え、自分を見つめ直すことが多くなった。ここで気になってきたのは、運動不足のことと自分の体型についてであった。特別に太っているということはなかったが、必要以上に余分な脂肪がついた自分の身体が許せなくなっていた。体脂肪が若干標準より高めであったことから、私は体脂肪の減少をめざすことにした。自分が人に見せられない・見られたくない体型をしているということは精神的に自分を追い込んでいた。体型についてかなりのコンプレックスを抱いてしまっていたのだ。自分と同じ身長の子が自分よりだいぶ軽かったという事実もまた、私に追い討ちをかけていた。こうして、体脂肪率2〜3％減少と運動不足解消を目標とした、ダイエットを決意した。

　無理なダイエットで体調を崩すという話をよく耳にしていたので、食事を抜いたりいきなり過度の運動をしたりしないように決めた。また、ダイエットにあたり役に立ちそうな情報をいっぱい集めた。飽きっぽい自分の性格を考慮して、継続性を狙いダイエットの記録を日々残すことにした。

　体脂肪を燃焼させるには20分以上の有酸素運動が効果的であるということで30分のウオーキングと、基礎代謝を上げるために寝る前の筋トレ・ストレッチをすることにした。また、気分によってはウォーキングの代わりにジョギングをした。加えてお風呂の入浴時間を少し長めにし、発汗によ

る新陳代謝の活性化も狙った。これらの運動を行った日は○、行わなかった日は×というようにし、体重・体脂肪率の値と一緒に記録していった。もちろん間食はしないように心がけた。

　ウォーキングは犬の散歩をするのに併せて朝行い、気が向いたときには食後にも軽いウォーキングをするようにした。入浴時には湯船に30分くらい浸かり汗をかいた後、風呂上りにストレッチをした。そして、寝る前に自分の決めた筋トレのメニューをこなし就寝した。その時のメニューは、腹筋・背筋・腕立て伏せ・スクワットなどの基本的なものを10種類ほど各10～30回程度こなすというものであった。また、本に載っている運動も取り入れたりした。食事も脂肪を取り過ぎないように気を遣い、水分も摂るように心がけた。今考えると、一日中ダイエットに関することを考えて過ごしていたような気がする。

　一番初めに本格的にダイエットを始めた頃の写真を見ると顔が丸く、二重あご気味になっている。以後2年間、ずっとダイエットを継続していたわけではない。何か月か続いた後、その後しばらく止めてしまったり、また再開したりと紆余曲折があった。むしろ、さぼっている期間のほうが長かったかもしれない。しかし、現在では当時より体重で2kg強、体脂肪で3％ほど落ちている。体型的にもスリムになり、気になっていたあごもすっきりし自分に自信がついた。腕の筋肉がつき過ぎたかなという感じもあるが、ダイエットを行ったことに満足感を覚えている。今の自分は脂肪を気にしていた頃の自分よりずっと前向きで、楽しい日々を過ごしている。この結果に至るまでに、少々月日をかけすぎているような気もするが、さぼっていた期間の長さも考えれば上できかもしれない。……（中略）……　このようにしてダイエットを成功させた私は、今ではダイエットの中で培った健康をはぐくむと言う意識に全力を傾けている。初めはただ体重を落としたい一心で取り組んでいたことだが、やがて意識は変わり始めた。健康になりたい、と。ダイエットに必要な知識を取り入れていく中で、人間の資本はやはり健康体なのだということに気がついたのだ。そもそもダイエット自体が健康をめざすことではなかっただろうか。かつては、体重を減らすことを

一日中考えていた私だったが、今では身体によいことを一日中考えるようになっている。体によいといわれることにすぐ飛びつくようになった。良質な食事と適度な運動、そして睡眠。これが実行できたら最高だと思う。身体の状態がよければおまけのように精神状態がよくなるということも学んだ。最近の私は疲れ知らずで毎日を楽しく元気に過ごしている。気分が落ち込んだ時に少し身体を動かせば回復し、落ち込みの原因が運動不足だったということもよくある。汗をかくことの気持ちよさも知るようになった。私がめざした生涯スポーツという観念に少し近づいたような気がする。身体を動かすことで元気になる、スポーツは人間からは切り離せないもののようだ。スポーツで心身ともに良好な状態を、これからもめざして生きたいと思う。

◎私のダイエット生活（一日の食生活リズムの改善）

　私が夏休みに心がけた、理想的な食生活リズムを示すことにする。
朝食……パンやご飯を食べる前に、まずヨーグルト（プレーン）を食べる。この時ヨーグルトの中にキウイなどの果物を入れて同時にビタミンを摂る。ヨーグルトには整腸作用があるので、食べてから30〜60分後に排便というリズムができるよう、朝食時間は早めにする方がよい。排便までの時間は、できるだけ体を動かすよう心がける、朝食はしっかり摂る。
昼食……昼食を軽いものにしてしまうと夕方に間食をつい摂ってしまいがちになるので、できるだけご飯を使ったメニューを選ぶ。ご飯は腹持ちも良いのでおなかが空きにくい。
夕方……おなかが空けばここで体操。腹筋やスクワット、音楽に合わせて好きに踊るなど。
夕食……朝食＞昼食＞夕食となるように考えて食事を摂る。ご飯そのものの量は6分目から8分目にして、キャベツサラダやヒジキ、切り干し大根、納豆などを食べる（実際私は大嫌いな納豆が今では食べれるよ

うになった。ダイエットにかける自分の力に我ながら驚いた！）。
夜………おなかが空いたら紅茶（ストレート）を飲む。コーヒーでもよいがお菓子が恋しくなるので少し危険。寝る前にもスクワットと腹筋運動を忘れずにする。筋肉は寝ている間に作られるので、ホルモンの分泌量を増やすためにもぜひやる方がよい。甘いものが食べたくなった時は「明日の朝食べよう。今日はとりあえず寝よう」と考える。たいていの人の場合、翌朝にはもう食べたくなくなっているのだが、私は食べるのが楽しみで、いつもより早く起きていた。

　今年の夏休みはこの方法に加えて、私は昼食後スイミングスクールに時々通った。毎回1時間泳ぎ、泳いだ後は牛乳を飲んだ。それ以外のものは食べず夕食を楽しみに待った。そしてこの1か月間で3kg減量に成功した。

　大学生活を送る中でのダイエットはちょっと難しい。なぜなら講義中はずっと座ったままであるし、友人の誘惑もあるからである。しかし、朝の排便と夕食後の間食撤廃、そして就寝前の運動さえすれば、少しずつではあるが体重は徐々に減ってくると思う。これからのダイエットは栄養を取り入れない食事制限のものではなく、身体の中からきれいにしていく健康的なものをめざすべきであると私は考える。

◎朝一杯のココア（冷え性の改善と体温維持）

　私は小さい頃から冷え性気味だ。寝る時に靴下をはかないで寝ると、すぐ足が冷たくなってしまい、ヒヤッとした感じによくおそわれる。そこで、なにか対策法はないかと一生懸命探していたのであるが、男性の冷え性というのは珍しいようで、誰かに相談する機会もあまりなく、非常に困っていた。そんな時、この講義の中で、ココアが冷え性に効くと初めて聞いた。……（中略）……　ココアを朝に飲み始めた最初のうち、まず感じたことは、ホットココアを飲んだとき、確かにあたたかいお茶などを飲んだときより、体がポーっとあたたかくなるということである。さらにココアが他の飲み物と明らかに違うと思ったことは、他の飲み物を飲んだ後はすぐに体が冷

めてしまうのに対して、ココアの場合はその体のあたたかさを保てたことであった。私はすばらしいと思い、1週間続けることにした。すると、毎日飲んですぐに体があたたまってくる感じがするし、飲んだ後時間がたっても、あの冷え性独特の嫌なヒヤッとした感じになることが少なくなった。さらに、その後2～3日、アイスココアでも試してみると、ホットココアほどではないにしても、十分良い効果をもたらしてくれた。あくまでも私が感じた結果なので、精神的なものが少なからず関係しているとは思うが、ココアが冷え性に効果があるのは間違いないと感じた。……（後略）……

……（前略）……　ふと考えてみると私にとって一番の健康問題は、冷え性であると気づいた。冬になると毎年手足の指先のひどいしもやけに悩まされている。また、夏はクーラーの冷風によって冷えを感じ、手足の温度がなくなるような思いがしている。そんな中、授業でココアによる冷え性改善効果について教わった。興味を持って調べてみると、授業で取り上げた以外にも、身体によい効果が多いことがわかった。実際に朝、あるいは気が向いたときにココアを飲んでみるということを試してみたところ、驚くことに便秘や冷え性に本当に効果があった。1か月ほど続けているおかげで体質は改善され、前よりも朝起きるのが楽になり、疲れにくくなるなど、思った以上の効果も現れた。これほど楽で効果のある健康法は他にないだろうと思った。

◎有酸素運動（ウォーキング）

　体育の授業が1回生で終わってしまったため、春休みに入ってから、運動量が減ってしまった。アルバイトで歩き回っているので、多少運動にはなっているのだが、やはり運動不足を感じる。毎年夏になると暑さで体重が落ちるのだが、今年は体重がほとんど落ちなかった。このままでは、秋冬に体重がますます増えてしまうのではないかと不安である。……（中略）

……　今の私は運動不足で、体がなまっているので、急に激しい運動はできない。時間的な余裕もないので自分の都合の良い時間に実施できるスポーツがあればと考えた結果、「ウォーキング」という結論に至った。ダラダラ歩いても運動にはならないので、足を大きく前に出して、しっかり歩くようにする。歩く時に、軽く腰をひねって、ウエストに刺激を与える。運動時間については脂肪の燃焼を考えて、30分以上歩いたほうが良さそうである。……（中略）……　運動をして汗を流すのはやはり気持ちが良い。万歩計などで歩数を確認して前の日よりも多く歩いていることがわかるとヤル気につながる。……（中略）……　用事があったり、時間の都合でウォーキングできない日は、学校帰りに歩くことにした。自宅の最寄り駅から1つ前の駅で下車して歩いて自宅まで帰る。……（中略）……　このようにウォーキングを実施してきたのだが、とても大きな効果があらわれている。まず体重が昨年の夏と同じぐらいに減った。第2に、筋肉が鍛えられて身体が引き締まった。第3にしばらくはけなかったジーンズが再びはけるようになった。……（中略）……　当初の目標は達成された。しかし、私はこれからもウォーキングを続けるつもりである。……（後略）……

◎夕食後の運動（ウォーキング）

　健康のための運動に何を選択するかをいくつか考えてみましたが、団体競技は好みでなく、個人で手軽にできるものがよかったので「ウォーキング」を選択しました。また、その強度は決して無理をしない程度に、運動時間は30〜40分を目安にしました。そしてその頻度は、毎日するのは時間的にも難しいし、体力的にも厳しいものがあるので、週に3〜4回としました。そして、計画を実行し、持続させていくための方法として、母親に協力してもらい、一緒に運動することにしました。一人だと途中で挫折するかもしれませんが、二人でならより意志を持ち続けやすいこと、成果を報告しあえるということ、一人でやるよりも楽しめるというメリットがあります。このようなことを検討した上で、実際に1か月ほどウォーキングを実行してみ

ました。

　運動する時間帯は、できるだけ夕食後から就寝するまでの時間にしました。ちょうど暇ができる時間帯でもあり、近くに歩きやすい大きな公園があるなど環境的にも整っていました。歩いていると、意外に早く時間が経つように感じられたので、あまり苦痛なく毎回40分間前後実施でき、一緒にウォーキングする母親との会話も弾んで、なかなか楽しく運動できました。でも、頻度は計画よりやや少なくて、3日に1回程度の実施になってしまいました。それでも少しずつではありますが、歩くペースが速くなったのと、体重が落ちたことが成果としてあらわれました。これを励みにしつつ、無理せず自分のペースでこれからも続けていくことが、大切だと思います。……（後略）……

◎健康への相乗効果

　私はまず、健康な生活とは何かを考え、それをめざしつつ運動不足解消や太らないことなども目標として、講義で習った様々なことを実施してみた。主に運動と食事を中心に行ったが、実施してみてまず感じたのは、あることを目的として行ったことが、違った効果とも関連している場合がけっこうあるということだ。運動不足の解消をと思って行った入浴前の筋力トレーニングが基礎代謝の向上に効果があることは、その例である。また、足のむくみをとるための足の運動や歩き方の試みは、気軽にできてまったく苦にならなかった。朝の柔軟運動に関しては初めは時間を作るのも大変で苦戦したが、しだいに朝のリズムができてきて慣れることができた。同じく食事の面でも、今までより間食を減らして、食べるタイミングを考えるのに、初めは苦戦したが、しだいにこれも慣れてきた。習慣になってしまっていることを変えるのは大変なのだということを改めて感じたが、これは言い換えると、運動にしても食事にしても、良い事が習慣となれば、それは続けやすいということも意味している。同じ食事に関する改善でも、朝食を多めに摂ることや食後に1杯のコーヒーを飲むことは、何の違和感も感じるこ

となく行うことができた。このような改善を行って、朝の通学が早い時間でも楽に感じるようになったような気がする。朝柔軟運動で体を目覚めさせていることや、朝食をしっかりと摂っていることもよいのだろう。このように実際に良いことが実感できるとうれしいし、これからも続けていこうと思う。講義は終わってしまったが、健康生活への取り組みは、自分に合った形でこれからも続けて行きたい。

◎入浴と夕食の順序を入れ替え

4月から一人暮らしを始めた私にとって、この講義は今まで母親に任せっきりだった自分の健康について、週1回気持ちを引き締めるのに不可欠なものでした。中でも特にダイエットに興味があったので、これについて考えてみたい。

今までの自分の生活では、朝食は時間がとれず、チョコレートやクッキーですませることも多かった。昼食はコンビニのパンやおにぎりですませ、夕食は入浴後に摂っていた。また、疲れた時は食べてからそのままバタンキューと寝てしまうこともしばしばで、非常に太りやすい生活になっていたように思う。そこで少しずつでもこれらの状況を改善する生活をめざしてみた。

　　食後には必ずコーヒーを飲む
　　間食は極力避ける
　　アルコールはほどほどに
　　バランスの良い食事を心がける
　　30分以上の運動を心がける
　　夕食→入浴の順にして、入浴後にストレッチをする

一週間ほど前からこの生活に取り組んでみたが、飲み会や友人との約束などできちんと続けるのは結構難しく感じた。でもこの一週間で、体重はあまり減らなかったが体脂肪率はかなり減った。この感動を忘れずにいたら、苦もなく続けられそうな気がする。

◎危なくするところだった、やってはいけないダイエット！

　私は大学生になったら特に食事制限を中心としたダイエットに挑戦しようと思っていました。実家にいたときは、出された食事を食べるしかないし、効果のありそうな食事制限のダイエットはできないと考えていましたので、一人暮らしを始める4月がダイエットを始めるには最適だと思っていました。そんな時にこの講義を聴いて驚きました。私がやろうとしていたダイエットは「やってはいけないダイエット」の筆頭にくるものでした。代謝機能やリバウンドの仕組みなどについて学んでいくうちに、食事制限のみのダイエットの危険性やリバウンド率の高さがよくわかりました。また、私は食事制限の他にも薬を使ったダイエットも視野に入れていました。でも、それも同様に「やってはいけないダイエット」でした。雑誌などの広告には「○ケ月で○キロ落ちた！！　やめてもリバウンドの心配なし！！」というように宣伝されているので、とても興味をそそられますが、講義を聴いて、たとえ一時的にダイエット効果があったとしても、健康を損ねるようならまったく意味がないと思うようになりました。

　まず、現在の自分の生活スタイルの見直しをしてみると、理想の生活スタイルとはかけ離れたもので、どちらかというと、「太りやすい生活スタイル」でした。また、食事も理想とはまったく逆でした。朝食は朝、あまり時間がないので、結構適当にすませてしまうことが多いし、起きる時間帯も、授業に合わせているのでまちまちです。昼食は一般的な量だと思いますが、これまた授業に合わせているので、食べる時間がまちまちです。さらに、私の食生活の中で最も問題があるのは夕食です。運動部に所属しているので、部活動のある日の夕食は練習が終わってからになり、夜10時ぐらいになってしまいます。食べる量も一日の食事の中で一番多いです。これは、講義の中で出てきた「夕食の時間を早めにし、食事から睡眠までの時間を長くする『タイミングダイエット』の考えでいくと、まったく当てはまりません。

　こうして食事のタイミングと量を見直してみただけでも本当に、多くの問題点があり、改善の余地が大いにあります。

そこで私はとりあえず夕食のタイミングを改善しようと思いました。部活動やアルバイトで遅くなるときは、量を少なめにし、帰宅してすぐに食べるようにしました。そしてその後に洗濯や掃除、入浴などをして、寝るまでの間にたくさん動くようにし、おなかが空いてしまった時には夜食せずにすぐに寝てしまうようにしました。またベッドに入ってから、ストレッチなどをするようにしました。……（中略）……　ダイエットのためにはまだまだ改善していかなくてはならない点がたくさんありますが、これから徐々に、朝食や昼食の量とタイミング、さらには食事の内容も改善していこうと思います。

　講義を担当していると、この他にも多くの学生が自分の身体と健康、安全で確実なダイエット方法など、真剣に考えている様子がうかがえます。本書が講義の代わりとなって、より多くの方々のお役に立てると幸いです。

主要参考文献・資料

朝日放送　最終警告！本当は怖い家庭の医学：本当は怖いダイエット　2004 年 4 月 27 日付

朝比奈一男：保健体育指導選書『運動生理学』大修館書店（1980）

朝比奈一男：『運動とからだ』大修館書店（1985）

朝日新聞（大阪 堺泉州版）科学的にやせる！　2006 年 5 月 19 日付

浅野牧茂：『たばこの健康学』大修館書店（1992）

浅野牧茂監修：保健ビデオ『喫煙と健康』大修館書店

Connor-Greene PA：Gender differences in body weight perception and weight-loss strategies of college students. Women Health 14（1988）

D. レミングトン他著、波多野義郎監修、戎利光訳『体重減量の理論』泰流社（1987）

Edward L Fox 著、朝比奈一男監訳、渡部和彦訳『選手とコーチのためのスポーツ生理学』大修館書店（1982）

廣金和枝他『女子中学生のダイエット行動に関する研究―学校保健におけるダイエット行動尺度の活用―』学校保健研究 43（2001）

細川義一朗『思春期における貧血頻度とその発生要因について』思春期学 3（1985）

井上知真子他『女子高校生及び短大生における細身スタイル志向と食物制限の実態について』栄養学雑誌 50（1992）

亀山良子他『女子短大生のダイエット実施時期及びその方法に関する研究』学校保健研究 43（2001）

関西テレビ　恐怖の食卓　2006 年 3 月 30 日付

加藤哲也『一つしかない本当のダイエット』主婦の友社（1997）

河合清文他『思春期におけるヘモグロビン値の年齢的推移および性差』思春期学 3（1985）

楠　智一他『女子学生と肥満・やせ』肥満研究 6（2000）

松浦賢長『女子小学生のやせ指向に関する研究』小児保健研究 59（2000）

目崎登『運動性無月経』ブックハウス・エイチディ（東京）（1992）

森野眞由美『4週間で3kg確実にやせるダイエットブック』女子栄養大学出版部（1992）

森野眞由美『ランチでダイエット確実にやせる500kcalのおべんとう』女子栄養大学出版部（1993）

永田孝行『代謝アップダイエット』永岡書店（2002）

中原雄一監修『運動消費エネルギー計算』（http://kurashi.hi-ho.ne.jp/diet/style/input03.html）　第五次改定 日本人の栄養所要量（厚生省）

中村秀雄他『経年的にみた小学生の身体組成の変化』肥満研究5（1999）

日本肥満学会編集委員会編：肥満・肥満症の指導マニュアル＜第2版＞（2001）

新畑茂充『ストップ・ザ・オーバートレーニング』黎明書房（1994）

大野誠『知的エリートのためのザ・ダイエットマニュアル』宇宙堂八木書店（1991）

大阪府立大学 健康スポーツ科学概論 課題レポート（2005）

大阪女子大学 人間関係学特殊講義課題レポート（1995～1998）

大阪女子大学 スポーツ方法学 課題レポート（2001，2003）

Ritchie J：Eating attitudes and behaviours of a sample of university students. N Z Med J 101（1988）

鈴木正成『スポーツの栄養・食事学』同文書院（1988）

鈴木正成『心とからだのダイエット』毎日新聞社（1995）

鈴木正成『体脂肪を減らしてやせる本』日本文芸社（2000）

鈴木正之『間違いだらけのスポーツトレーニング』黎明書房（1994）

鈴木正之『鈴木正之のニューダンベルエクササイズ』黎明書房（1996）

田口貞善、秦優子：『現代体育・スポーツ大系第8巻―トレーニングと健康管理―』講談社（1984）

高木州一郎『摂食障害の発症誘発因子と準備因子の検討』臨床精神医学20（1991）

竹内一夫他『女子大学生の体格と減量意識・行動との関連』日本衛生学雑誌42（1987）

田多井吉之介『酒と飲みものの健康学』大修館書店（1990）

外山健二他『体脂肪率が青年期女性の自己体型認識および体重調整意識に及ぼす

影響』肥満研究 6（2000）

TBS はなまるマーケット むくみをとってヒザ下美人　2003 年 5 月 27 日付

TBS はなまるマーケット タイミングダイエット　2003 年 5 月 30 日付

TBS はなまるマーケット 夏に効く！ココアの新効能　2003 年 7 月 22 日付

TBS はなまるマーケット スポーツ選手の食事に学ぶ疲れにくい体づくり　2004 年 4 月 20 日付

TBS スパスパ人間学：腹スッキリ！美肌にも！ココアの飲み方　上級編　2004 年 12 月 16 日付

TBS スパスパ人間学：キレイにやせるベストダイエット　最後のいいトコ取りスペシャル！2005 年 3 月 31 日付

浦田秀子『女子学生の体型と身体満足度』学校保健研究 43（2001）

漆原光徳『体脂肪を燃やす大学ダイエット講義』二見書房

矢倉紀子他『思春期周辺の若者のヤセ願望に関する研究（第一報）―ボディー・イメージと BMI、減量実行との関連性―』小児保健研究 52（1993）

矢倉紀子他『思春期周辺の若者の痩せ願望に関する研究―肥満意識と減量行動の実態―』看護展望 21（1996）

吉武信二『女性のからだとウエイトコントロール―あなたのダイエットは大丈夫？―』Osaka Women's Open College 講義（1997）

吉武信二『リバウンドしないセーフティダイエット―あなたのダイエットは大丈夫？―』大阪女子大学教育後援会講座（2002）

吉武信二、中塘二三生『女子高校生の自己体型認識と体脂肪率の関係』大阪体育学研究第 41 巻（2003）

吉武信二『ボディケア＆部分体脂肪測定―あなたの身体、内部もちょっとのぞいてみましょう―』大阪女子大学教育後援会講座（2003）

吉武信二『リバウンドしないセーフティダイエット―あなたのダイエットは大丈夫？―』南大阪地域大学コンソーシアム地域講座（2004）

吉武信二、中塘二三生、森脇哲郎『青年期における運動環境と身体組成に関する研究―体育専門科と普通科に入学した高校生の比較から―』大阪体育学研究第 42 巻（2004）

吉武信二『身体組成チェック＆コントロール　ダイエット＆フィットネスプログラム―あなたの身体。総点検して整備しましょう！―』大阪女子大学教育後援会講座（2004）

吉武信二『身体組成の理解と体脂肪のコントロール』桜宮高校専門科特別講座（2005）

吉武信二『リバウンドしないセーフティダイエット―効率よく体脂肪を燃やすための基礎知識と実際―』大阪府立大学公開講座（2006）

付　録

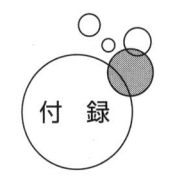

自己採点式ダイエットチェックシート*

[12か月分]

*【特許出願中】
(※無断複製禁止)

自己採点式ダイエットチェックシート（採点基準表）

	自己採点チェック項目	配点
1	1日1杯（アイス、ホットを問わず）ココアを飲んだ場合　＝5点 （朝一番でホットココアを1杯飲んだ場合はさらに＋5点）	0～10点
2	朝一番に背中と両手を氷で30秒間冷やした場合　　　　　＝5点	0～5点
3	食後にコーヒーや紅茶（砂糖抜き）、ウーロン茶など、カフェインを飲んだ場合＝5点 （これらを砂糖入り、もしくは甘いお菓子を食べながら飲んだ場合は0点）	0～5点
4	朝起きてから夜寝るまで、眠らなかった場合　　　　　　＝5点 （上記の時間が16時間以上継続していた場合はさらに＋5点）	0～10点
5	夕食後に入浴した場合　　　　　　　　　　　　　　　　＝5点 （夕食後から、就寝時まで4時間以上が経過している場合はさらに＋5点）	0～10点
6	夜食（夕食後から就寝までの間に再び食事）しなかった場合＝5点 （朝,昼,夕の3回の食事以外、一日を通して一切間食をしなかった場合はさらに＋5点）	0～10点
7	お酒を飲まなかった場合　　　　　　　　　　　　　　　＝5点 （飲んだ場合は0点、就寝直前に飲んだ場合は－5点）	－5～5点
8	たばこを吸わなかった場合　　　　　　　　　　　　　　＝5点 （1本でも吸った場合は0点、一日に20本以上吸った場合は－5点）	－5～5点
9	タンパク質を中心にして脂質を控えめ、ビタミン、ミネラルを十分に摂った。そして極端な食べ過ぎや欠食をしなかった。　　　＝10点	0～10点
10	①一日の中で何らかの運動をした場合　　　　　　　　　＝5点 ②運動した時間が夕食後だった場合　　　　　　　　　　＝5点 ③ストレッチングなど柔軟性を高める運動が含まれていた場合＝5点 ④30分以上継続した運動だった場合　　　　　　　　　＝5点 ⑤筋肉増量運動（ダンベル運動など）が含まれていた場合　＝5点 ⑥運動後の睡眠時間を6時間以上確保した場合　　　　　＝5点	0～30点

チェックシートの記入例

	≪記入例≫ チェック項目	年 月 日	06 4 10	11	12	13	
1	ココアを飲んだ　　　　　(0〜10)		10	10	10	10	
2	背中と両手を冷やした　　(0〜5)		5	0	5	5	
3	食後にカフェイン　　　　(0〜5)		5	5	5	5	
4	昼寝しなかった　　　　　(0〜10)		5	10	5	5	
5	夕食後に入浴した　　　　(0〜10)		5	10	10	10	
6	夜食、間食しなかった　　(0〜10)		5	10	0	10	
7	お酒を飲まなかった　　　(-5〜5)		5	5	0	5	
8	たばこを吸わなかった　　(-5〜5)		5	5	5	5	
9	バランス良い食事　　　　(0〜10)		10	10	0	10	
10	①何らかの運動をした　　(0〜5)		5	5	0	5	
	②夕食後に運動　　　　　(0〜5)		5	5	0	5	
	③柔軟性を高める運動　　(0〜5)		5	5	0	5	
	④30分以上継続運動　　　(0〜5)		0	5	0	5	
	⑤筋肉増量運動　　　　　(0〜5)		0	5	0	5	
	⑥睡眠時間が6時間以上　(0〜5)		5	5	0	0	
	自己採点合計		75	95	40	90	←その日の自己採点を合計する
	この日までの平均点		75	85	70	75	←その日までの平均値を記す
	体　重（kg）		60.2	59.8	60.1	60.0	
	体脂肪率（%）		30.5	29.7	30.2	30.0	
	体重・体脂肪率変化図 体　重：—— 体脂肪率：………						←体重の変化を記す ←体脂肪率の変化を記す ※体重・体脂肪率の測定は、できるだけ同じ時間に同じ条件で測定するようにしましょう。
	memo				宴会		

自己採点チェック項目	年月日												
1	ココアを飲んだ (0〜10)													
2	背中と両手を冷やした (0〜5)													
3	食後にカフェイン (0〜5)													
4	昼寝しなかった (0〜10)													
5	夕食後に入浴した (0〜10)													
6	夜食、間食しなかった (0〜10)													
7	お酒を飲まなかった (-5〜5)													
8	たばこを吸わなかった (-5〜5)													
9	バランス良い食事 (0〜10)													
10	①何らかの運動をした (0〜5)													
	②夕食後に運動 (0〜5)													
	③柔軟性を高める運動 (0〜5)													
	④30分以上継続運動 (0〜5)													
	⑤筋肉増量運動 (0〜5)													
	⑥睡眠時間が6時間以上 (0〜5)													
	自己採点結果													
	この日までの平均点													
	体　重（kg）													
	体脂肪率（%）													
	体重・体脂肪率変化図　　体　重：——　　体脂肪率：………													
	memo													

自己採点チェック項目	年月日												
1	ココアを飲んだ (0〜10)												
2	背中と両手を冷やした (0〜5)												
3	食後にカフェイン (0〜5)												
4	昼寝しなかった (0〜10)												
5	夕食後に入浴した (0〜10)												
6	夜食、間食しなかった (0〜10)												
7	お酒を飲まなかった (-5〜5)												
8	たばこを吸わなかった (-5〜5)												
9	バランス良い食事 (0〜10)												
10	①何らかの運動をした (0〜5)												
	②夕食後に運動 (0〜5)												
	③柔軟性を高める運動 (0〜5)												
	④30分以上継続運動 (0〜5)												
	⑤筋肉増量運動 (0〜5)												
	⑥睡眠時間が6時間以上 (0〜5)												
自己採点結果													
この日までの平均点													
体　重（kg）													
体脂肪率（%）													
体重・体脂肪率変化図 体　重：―― 体脂肪率：………													
memo													

付 録 119

自己採点チェック項目	年月日											
1	ココアを飲んだ　　　　(0〜10)												
2	背中と両手を冷やした　(0〜5)												
3	食後にカフェイン　　　(0〜5)												
4	昼寝しなかった　　　　(0〜10)												
5	夕食後に入浴した　　　(0〜10)												
6	夜食、間食しなかった　(0〜10)												
7	お酒を飲まなかった　　(-5〜5)												
8	たばこを吸わなかった　(-5〜5)												
9	バランス良い食事　　　(0〜10)												
10	①何らかの運動をした　(0〜5) ②夕食後に運動　　　　(0〜5) ③柔軟性を高める運動　(0〜5) ④30分以上継続運動　　(0〜5) ⑤筋肉増量運動　　　　(0〜5) ⑥睡眠時間が6時間以上 (0〜5)												
自己採点結果													
この日までの平均点													
体　　重 (kg)													
体脂肪率 (%)													
体重・体脂肪率変化図 体　　重：—— 体脂肪率：………													
memo													

付　録

	自己採点チェック項目	年月日											
1	ココアを飲んだ (0〜10)												
2	背中と両手を冷やした (0〜5)												
3	食後にカフェイン (0〜5)												
4	昼寝しなかった (0〜10)												
5	夕食後に入浴した (0〜10)												
6	夜食、間食しなかった (0〜10)												
7	お酒を飲まなかった (-5〜5)												
8	たばこを吸わなかった (-5〜5)												
9	バランス良い食事 (0〜10)												
10	①何らかの運動をした (0〜5)												
	②夕食後に運動 (0〜5)												
	③柔軟性を高める運動 (0〜5)												
	④30分以上継続運動 (0〜5)												
	⑤筋肉増量運動 (0〜5)												
	⑥睡眠時間が6時間以上 (0〜5)												
	自己採点結果												
	この日までの平均点												
	体　重 (kg)												
	体脂肪率 (%)												
	体重・体脂肪率変化図 体　重：── 体脂肪率：………												
	memo												

自己採点チェック項目	年月日											
1	ココアを飲んだ (0〜10)												
2	背中と両手を冷やした (0〜5)												
3	食後にカフェイン (0〜5)												
4	昼寝しなかった (0〜10)												
5	夕食後に入浴した (0〜10)												
6	夜食、間食しなかった (0〜10)												
7	お酒を飲まなかった (-5〜5)												
8	たばこを吸わなかった (-5〜5)												
9	バランス良い食事 (0〜10)												
10	①何らかの運動をした (0〜5)												
	②夕食後に運動 (0〜5)												
	③柔軟性を高める運動 (0〜5)												
	④30分以上継続運動 (0〜5)												
	⑤筋肉増量運動 (0〜5)												
	⑥睡眠時間が6時間以上 (0〜5)												
自己採点結果													
この日までの平均点													
体　重（kg）													
体脂肪率（%）													
体重・体脂肪率変化図 体　重：—— 体脂肪率：………													
memo													

付　録　125

自己採点チェック項目	年月日												
1	ココアを飲んだ (0〜10)												
2	背中と両手を冷やした (0〜5)												
3	食後にカフェイン (0〜5)												
4	昼寝しなかった (0〜10)												
5	夕食後に入浴した (0〜10)												
6	夜食、間食しなかった (0〜10)												
7	お酒を飲まなかった (-5〜5)												
8	たばこを吸わなかった (-5〜5)												
9	バランス良い食事 (0〜10)												
10	①何らかの運動をした (0〜5)												
	②夕食後に運動 (0〜5)												
	③柔軟性を高める運動 (0〜5)												
	④30分以上継続運動 (0〜5)												
	⑤筋肉増量運動 (0〜5)												
	⑥睡眠時間が6時間以上 (0〜5)												
自己採点結果													
この日までの平均点													
体　重 (kg)													
体脂肪率 (%)													
体重・体脂肪率変化図　　体　重：──　　体脂肪率：………													
memo													

自己採点チェック項目	年月日												
1	ココアを飲んだ (0〜10)													
2	背中と両手を冷やした (0〜5)													
3	食後にカフェイン (0〜5)													
4	昼寝しなかった (0〜10)													
5	夕食後に入浴した (0〜10)													
6	夜食、間食しなかった (0〜10)													
7	お酒を飲まなかった (-5〜5)													
8	たばこを吸わなかった (-5〜5)													
9	バランス良い食事 (0〜10)													
10	①何らかの運動をした (0〜5)													
	②夕食後に運動 (0〜5)													
	③柔軟性を高める運動 (0〜5)													
	④30分以上継続運動 (0〜5)													
	⑤筋肉増量運動 (0〜5)													
	⑥睡眠時間が6時間以上 (0〜5)													
自己採点結果														
この日までの平均点														
体　重 (kg)														
体脂肪率 (%)														
体重・体脂肪率変化図　　体　重：——　　体脂肪率：………														
memo														

自己採点チェック項目	年月日										
1	ココアを飲んだ　　　　　(0〜10)											
2	背中と両手を冷やした　　(0〜5)											
3	食後にカフェイン　　　　(0〜5)											
4	昼寝しなかった　　　　　(0〜10)											
5	夕食後に入浴した　　　　(0〜10)											
6	夜食、間食しなかった　　(0〜10)											
7	お酒を飲まなかった　　　(-5〜5)											
8	たばこを吸わなかった　　(-5〜5)											
9	バランス良い食事　　　　(0〜10)											
10	①何らかの運動をした　　(0〜5)											
	②夕食後に運動　　　　　(0〜5)											
	③柔軟性を高める運動　　(0〜5)											
	④30分以上継続運動　　　(0〜5)											
	⑤筋肉増量運動　　　　　(0〜5)											
	⑥睡眠時間が6時間以上　(0〜5)											
自己採点結果												
この日までの平均点												
体　重（kg）												
体脂肪率（%）												
体重・体脂肪率変化図　　体　重：──　　体脂肪率：┈┈												
memo												

自己採点チェック項目	年月日												
1	ココアを飲んだ (0〜10)												
2	背中と両手を冷やした (0〜5)												
3	食後にカフェイン (0〜5)												
4	昼寝しなかった (0〜10)												
5	夕食後に入浴した (0〜10)												
6	夜食、間食しなかった (0〜10)												
7	お酒を飲まなかった (-5〜5)												
8	たばこを吸わなかった (-5〜5)												
9	バランス良い食事 (0〜10)												
10	①何らかの運動をした (0〜5)												
	②夕食後に運動 (0〜5)												
	③柔軟性を高める運動 (0〜5)												
	④30分以上継続運動 (0〜5)												
	⑤筋肉増量運動 (0〜5)												
	⑥睡眠時間が6時間以上 (0〜5)												
自己採点結果													
この日までの平均点													
体　重（kg）													
体脂肪率（%）													
体重・体脂肪率変化図 体　重：—— 体脂肪率：………													
memo													

付録 133

自己採点チェック項目	年月日											
1	ココアを飲んだ (0〜10)												
2	背中と両手を冷やした (0〜5)												
3	食後にカフェイン (0〜5)												
4	昼寝しなかった (0〜10)												
5	夕食後に入浴した (0〜10)												
6	夜食、間食しなかった (0〜10)												
7	お酒を飲まなかった (-5〜5)												
8	たばこを吸わなかった (-5〜5)												
9	バランス良い食事 (0〜10)												
10	①何らかの運動をした (0〜5)												
	②夕食後に運動 (0〜5)												
	③柔軟性を高める運動 (0〜5)												
	④30分以上継続運動 (0〜5)												
	⑤筋肉増量運動 (0〜5)												
	⑥睡眠時間が6時間以上 (0〜5)												
自己採点結果													
この日までの平均点													
体　重（kg）													
体脂肪率（%）													
体重・体脂肪率変化図 体　重：—— 体脂肪率：………													
memo													

自己採点チェック項目	年月日												
1	ココアを飲んだ (0〜10)												
2	背中と両手を冷やした (0〜5)												
3	食後にカフェイン (0〜5)												
4	昼寝しなかった (0〜10)												
5	夕食後に入浴した (0〜10)												
6	夜食、間食しなかった (0〜10)												
7	お酒を飲まなかった (-5〜5)												
8	たばこを吸わなかった (-5〜5)												
9	バランス良い食事 (0〜10)												
10	①何らかの運動をした (0〜5)												
	②夕食後に運動 (0〜5)												
	③柔軟性を高める運動 (0〜5)												
	④30分以上継続運動 (0〜5)												
	⑤筋肉増量運動 (0〜5)												
	⑥睡眠時間が6時間以上 (0〜5)												
	自己採点結果												
	この日までの平均点												
	体　重（kg）												
	体脂肪率（%）												
	体重・体脂肪率変化図 体　重：—— 体脂肪率：………												
	memo												

自己採点チェック項目	年月日										
1	ココアを飲んだ (0〜10)											
2	背中と両手を冷やした (0〜5)											
3	食後にカフェイン (0〜5)											
4	昼寝しなかった (0〜10)											
5	夕食後に入浴した (0〜10)											
6	夜食、間食しなかった (0〜10)											
7	お酒を飲まなかった (-5〜5)											
8	たばこを吸わなかった (-5〜5)											
9	バランス良い食事 (0〜10)											
10	①何らかの運動をした (0〜5)											
	②夕食後に運動 (0〜5)											
	③柔軟性を高める運動 (0〜5)											
	④30分以上継続運動 (0〜5)											
	⑤筋肉増量運動 (0〜5)											
	⑥睡眠時間が6時間以上 (0〜5)											
自己採点結果												
この日までの平均点												
体　重 (kg)												
体脂肪率 (%)												
体重・体脂肪率変化図　　体　重：——　　体脂肪率：………												
memo												

自己採点式ダイエット等級表

自己採点式ダイエットをされた皆さんの評価を等級にしてみました。
これを励みにして、継続する楽しみを感じて下さい！

等級	認定要件	達成日
9級	3か月間継続して、自己採点式ダイエットを記録し、その平均点が60点以上の方	
8級	3か月間継続して、自己採点式ダイエットを記録し、その平均点が70点以上の方	
7級	3か月間継続して、自己採点式ダイエットを記録し、その平均点が80点以上の方	
6級	半年間継続して、自己採点式ダイエットを記録し、その平均点が60点以上の方	
5級	半年間継続して、自己採点式ダイエットを記録し、その平均点が70点以上の方	
4級	半年間継続して、自己採点式ダイエットを記録し、その平均点が80点以上の方	
3級	1年間継続して、自己採点式ダイエットを記録し、その平均点が60点以上の方	
2級	1年間継続して、自己採点式ダイエットを記録し、その平均点が70点以上の方	
1級	1年間継続して、自己採点式ダイエットを記録し、その平均点が80点以上の方	
初段	1年間継続して、自己採点式ダイエットを記録し、その平均点が90点以上の方	
2段 〜9段	3級以上になられた方は、翌年3級以上の各要件を達成するごとに、1ランク昇級・昇段する。 　例：3級を2回達成→2級 　　　3級の翌年2級達成→1級 　　　1級の翌年3級以上達成→初段 　　　初段の翌年3級以上達成→2段 （一度3級以上になったら翌年も3級達成で昇級・昇段していくということになります）	

あとがき

　筆者は最初、自分が陸上競技のアスリートとして、競技会で最高のパフォーマンスを発揮するための減量方法を追求していました。筋力を落とさずに体重を減らす、すなわち筋肉は減らさずに脂肪だけを効率よく減らすためのいろいろな方法を、自分自身が試行、実践していたわけです。その中で、効果的であると思われるものについては、アスリートだけでなく、一般の人たちの減量方法としても、非常に効果的であることがわかってきました。そこで、この基礎理論と実践例を活用して、何とか大学生たちの危険なダイエットへの取り組みを阻止できないだろうか？　また、多くの人が成長期の無理なダイエットによって、あとで取り返しのつかない発育発達障害が起こらないように、教育面で役立つことはできないだろうか？
そんな思いの高まりから、本書の執筆に取り組み始め、このことを念頭に筆を進めてまいりました。したがって、本書の中で紹介した方法は、筆者が実際に実施し、ある程度の成果が実感できたものを中心に挙げています。参考までに、私も中年期を迎え、大学生時代に比べると随分体脂肪も増え、筋肉も張りを失ってきています。そして、長距離走が苦手なことから速筋が多いタイプと推察される上に、昔から大食いで早食いの癖があるので、いわゆる「太りやすいタチ」の身体かと思います。でも、とりあえず40歳現在で、25歳頃に仕立てた礼服やスーツはサイズ直しをすることなく着ることができ、身長・体重は当時とほぼ変わらず、100mの全力疾走はなん

とかギリギリ11秒台で走れています。これをどう評価するかは様々な意見があると思いますが、とりあえず本人は、まずまず順調という自己評価をしています。

　どうすればやせられるか？という研究や情報はたくさんありますが、実際にどのように運用・活用すればよいかという話になると、極端に1つのことを強調するダイエット方法が意外と多いためか、リバウンドという深刻な問題を引き起こす場合が多いのが現状かと思います。そこで、この現状を少しでも改善するために、大学教員という研究と教育現場の間にいる立場から、人々の生活や行動を特定の項目だけに固執するのではなく、全般的、総合的、そして長期的に評価する1つの方法として自己採点式ダイエットを考案してみました。これは、あくまでも理論的なことを実際の生活の中で活かすための1つの切り口ですから、別の角度から観れば全然違う良い方法もあると思います。ですので、これが絶対的な唯一無二の方法というわけではありません。しかし、ダイエットに効果的な生活を評価する1つの「ものさし」的な役割を担ってくれることは、大いに期待できると思います。そして、あとは本書を読んでくださった方々が、この「ものさし」をどれぐらい活かして頂けるか否かによって、「自己採点式ダイエット」の価値が決まってくることになるでしょう。何よりも皆様の健康と幸福を願って考案した「自己採点式ダイエット」。「はじめに」でも記しましたが、その内容を理解して、納得して、自己採点を記録するのを楽しみながら、自分に合ったダイエット方法を見つけられることを願っています。

最後になりましたが、本書の出版にあたり、格別の配慮と御指導を賜りました大阪府立大学看護学部の中塘二三生先生、ならびに大学教育出版の佐藤氏をはじめ、編集部の皆様方に心から感謝の意を表します。ありがとうございました。

2007 年 3 月

吉武　信二

■著者紹介

吉武　信二　（よしたけ　しんじ）

1965年　大阪府生まれ
大阪府立大学　准教授
博士（人間福祉）、体育学修士

1988年　筑波大学体育専門学群卒業
1990年　筑波大学大学院修士課程体育研究科コーチ学専攻修了
同　年　大阪女子大学助手
1999年　同　　講師
1999年より1年間アメリカ合衆国カリフォルニア大学リバーサイド校客員研究員
2005年　大阪府立大学　講師
2011年　同　　准教授

自身の身体組成（40歳時）
　　身長 176cm　　体重 71kg
　　体脂肪率 19.1%　BMI 22.9

成功する自己採点式ダイエット
―健康科学の立場からリバウンドしない
　セーフティダイエットを実践する―

2007年4月10日　初版第1刷発行
2012年4月20日　初版第2刷発行

■著　　者────吉武　信二
■発 行 者────佐藤　守
■発 行 所────株式会社 大学教育出版
　　　　　　　　〒700-0953　岡山市南区西市855-4
　　　　　　　　電話(086)244-1268(代)　FAX(086)246-0294
■印刷製本────モリモト印刷㈱
■装　　丁────原　美穂

Ⓒ Shinji YOSHITAKE 2007, Printed in Japan
検印省略　　落丁・乱丁本はお取り替えいたします。
無断で本書の一部または全部を複写・複製することは禁じられています。

ISBN978-4-88730-757-5

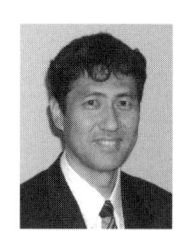